U0211199

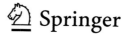

耳镜发现
（Otoscopy　Findings）

原著者　（斯洛文）雅奈兹·雷博尔（Janez Rebol）

主　译　王耀文　唐世雄

ZHEJIANG UNIVERSITY PRESS
浙江大学出版社
·杭州·

图书在版编目（CIP）数据

耳镜发现 / 王耀文，唐世雄主译；（斯洛文）雅奈
兹·雷博尔（Janez Rebol）著 . — 杭州：浙江大学出
版社，2023.12
　　书名原文：Otoscopy Findings
　　ISBN 978-7-308-24384-1

　　Ⅰ.①耳… Ⅱ.①王… ②唐… ③雅… Ⅲ.①内窥镜
检－应用－耳病－耳鼻喉外科手术－研究 Ⅳ.①R764.9

中国国家版本馆 CIP 数据核字（2023）第 208508 号

浙江省版权局著作权合同登记图字：11－2023－385 号
First published in English under the title
Otoscopy Findings
by Janez Rebol
Copyright © Janez Rebol, 2022
This edition has been translated and published under licence from
Springer Nature Switzerland AG.

耳镜发现(Otoscopy Findings)

原著者　（斯洛文）雅奈兹·雷博尔（Janez Rebol）
主　译　王耀文　唐世雄

策划编辑	张　鸽（zgzup@zju.edu.cn）
责任编辑	张　鸽　潘晶晶
责任校对	张凌静
封面设计	续设计–黄晓意
出版发行	浙江大学出版社
	（杭州市天目山路148号　邮政编码310007）
	（https://www.zjupress.com）
排　　版	杭州晨特广告有限公司
印　　刷	浙江省邮电印刷股份有限公司
开　　本	710mm×1000mm　1/16
印　　张	12.75
字　　数	178千
版 印 次	2023年12月第1版　2023年12月第1次印刷
书　　号	ISBN 978-7-308-24384-1
定　　价	160.00元

《耳镜发现》
（Otoscopy Findings）
译委会

原 著 者 （斯洛文）雅奈兹·雷博尔（Janez Rebol）

主 译 王耀文 唐世雄

译委会成员（按姓名拼音排序）：

包卫亮	曹宇杰	陈蕙	陈星
陈旭东	程鹏	胡慈浩	孔德秋
李春林	李吉	陆徐	欧阳天斌
潘赟筠	卿菁	唐世雄	王贺贺
王欢欢	王淑豪	王燕	王耀文
王玥	谢奇伟	杨杉	张炜伟
张幼芬	章伟敏		

翻译单位：宁波大学附属第一医院

王耀文，主任医师，现任宁波大学附属第一医院耳鼻咽喉头颈外科科主任，医学博士，毕业于中南大学湘雅医学院，曾在德国波恩大学附属医院、英国伦敦大学学院访学。浙江省医学会耳鼻咽喉委员会委员，宁波市医学会耳鼻咽喉头颈外科分会副主任委员，中国老年医学学会眩晕前庭医学分会委员，浙江省抗癌协会耳鼻咽喉肿瘤

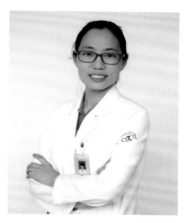

委员会常务委员，浙江省康复医学会听力与言语康复专业委员会常委委员，中国宁波市老年医学会耳聋与眩晕分会副主任委员。擅长耳显微外科手术。

唐世雄，主任医师，硕士生导师，宁波大学兼职教授，中国老年医学会耳科分会常委，中国睡眠医学耳鼻咽喉科学组成员，中国医师协会耳鼻咽喉头颈外科分会整形美容学组委员，宁海县第三医院名誉院长，中共浙江省第十三次党代会党代表。从事耳鼻咽喉头颈外科临床与科研近50年。获得"全国五一劳动奖章""浙江省医师协会优秀医师""中国医师奖"等奖项和荣誉称号。

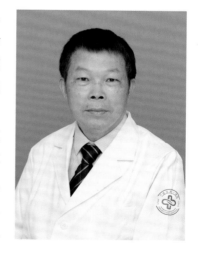

前言 FOREWORD

　　耳科学、儿科学和全科医学对耳部疾病的诊断准确性在很大程度上依赖于耳镜检查。我在耳科学临床实践中收集了有关病理性耳部情况的大量图像，相信这些图像可以对相关学科的学习有促进作用。

　　在耳镜检查中，适当的光源和放大图像的方法是非常重要的。我们通常需要对耳道进行适当清洁，并通过多年学习获得宝贵的经验。

　　本书收集了马里博尔大学医学中心耳鼻喉科15年以上的图像。每张图片附有说明，解释了耳镜所见及致病原因。耳部疾病的诊断也需要听力检查和其他检查的帮助，但本书重点关注耳镜检查。

　　确定哪些情况必须手术干预是尤为重要的。因此，本书囊括了胆脂瘤、分泌性中耳炎和慢性中耳炎等的许多图像。

　　人工耳蜗植入和骨传导装置植入患者的数量正在增加。鉴于此，本书也包括与人工耳蜗植入和骨传导装置相关的图像，以及主要手术过程或病情的相关图像。

　　为了获得可靠的检查结果，除好的耳镜检查外，大量临床实践也是必不可少的。多年来，除耳部手术外，我做了超过21万次的耳镜检查。很难讲通过做多少次耳镜检查来避免急性中耳炎的过度治疗，但我确实希望这本书可以为成功的耳科检查和治疗提供帮助。

这本书的目标读者包括耳鼻喉科、儿科及全科的医学生和住院医师等。

在住院医师的教学和指导过程中，我经常发现他们在解释耳镜检查情况时存在困难，且不知道需要关注什么，因此他们可能忽略病理状态的存在。在配合度欠佳的儿童患者，耳镜检查必须迅速完成且无法重复。对于此类患者，他们也存在困难。

本书中大部分耳镜图像是用 Storz 耳镜的电子闪光灯和附带的内置相机拍摄的。

我希望并期待学生和住院医师们能把这本书带到门诊，并将这些图像与患者的实际耳镜检查进行对比。他们也可以与资深的同事和导师讨论他们的发现。

马里博尔，斯洛文尼亚

雅奈兹·雷博尔（Janez Rebol）

致谢

我要感谢萨尔茨堡的格哈德·莫泽（Gerhard Moser）医生对本书稿的审阅。

目 录　CONTENTS

第1章 耳镜检查

耳镜检查是耳鼻喉科医生、全科医生和儿科医生常用的一种常规检查手段,是诊断耳部疾病的关键一环。然而,临床上耳镜检查并不一定简单,有时可能因耵聍堵塞、外耳道分泌物的存在、耳镜亮度差和位置不当而受阻。

对于所有成功的耳镜检查,良好的照明都是至关重要的,无论是使用头灯、电耳镜(图 1.1 和图 1.2),还是使用显微镜检查(图1.3)。因此,虽然照明良好的耳镜的采购成本更高,但选择照明良好的设备还是至关重要的。对私人执业医生及其使用耳镜的一项调查发现,约有 1/3 的设备光输出不佳,1/3 的医生更换耳镜灯泡的频率低于推荐的每 2 年一次,约一半的可充电电池已经过期[1]。

此外,带有冷光源的耳镜也可以很好地用于检查耳朵(图 1.2)。

目前,耳鼻喉科医生主要使用显微镜进行检查,因为医生在显微镜下检查时可以对患者外耳道和鼓膜进行双手操作(图 1.3)。

据统计,单眼耳镜诊断耳部疾病的误诊率比双眼显微镜约高 50%。

在检查耳朵时,我们应该将耳廓往上拉,使外耳道变直,然后将耳镜插入外耳道。我们需要将持镜手的食指或小指靠在患者头部以稳定耳镜,避免外耳道损伤。每项检查中,都需要对鼓膜的位置、活动度、颜色和透明度进行描述和评估。正常鼓膜应处于中立位(既不内陷也不膨出),呈珍珠灰色,半透明,且可对气压的变化做出反应。鼓膜颜色的临床意义不如鼓膜的位置和活动度重要[2]。

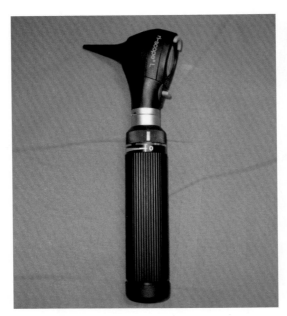

图 1.1　单眼耳镜显示的是外耳道和鼓膜的二维图像。它由一个把手和一个
头部组成。光源集中在头部,头部的前段为一次性塑料窥镜附着。头部的后
段有放大镜,可以进行 3 倍及以上的放大。镜片可以移除,经验丰富的检查
人员可以利用耳镜插入仪器来去除耵聍。鼓气耳镜包含一个能够充入空气
的泵,用以观察鼓膜活动度。耳镜可以是壁挂式或便携式。便携式耳镜由可
充电电池供电。壁挂式耳镜连接在一个电源底座上。同时,耳镜也可以用于
检查患者的鼻子;摘除窥镜后,耳镜可以作为光源用于口腔检查

图 1.2　耳内镜是
一种微型望远镜,
可以使对鼓膜的观
察角度更广。它需
要具备一个冷光
源,具有良好的照
明和分辨力,直径
通常为 2.7mm

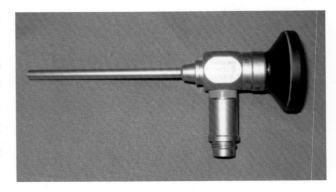

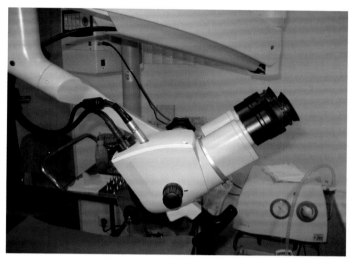

图 1.3　带集成相机的动态显微镜,与可重复使用的金属耳镜一起使用。该检查通常由耳鼻喉科医生实施。受检者通常取仰卧位,头部倾斜。检查者双手自由,可以很容易地清除和吸出受检者外耳道内异物。双眼目视可以让检查者感知深度。显微镜下图像可以放大到40倍。在较大的放大倍数下,可以观察到副神经节瘤患者等的鼓膜活动情况。仰卧位可以便于医生实施较小的手术,比如吸引、清洁乳突根治术后术腔;另外,由于检查可能导致受检者出现持续几分钟的眩晕,而取仰卧位可以提高受检者的安全性

　　为克服外耳道(external ear canal,EAC)峡部的狭窄,可以使用不同直径的耳镜(图1.4)。我们应该选择可以通过峡部的最宽大的耳镜。随着经验的增加,根据需要选择耳镜会变得容易些。在检查儿童患者时,耳镜的正确选择尤为重要:过大的耳镜可能损伤儿童患者脆弱的耳道皮肤;但如果选择的耳镜太小,对耳道或鼓膜结构的观察往往又会非常困难,更无法完成耳道的清洁操作。我们可以使用不同大小的耳刮匙(例如巴克刮匙)(图1.5)清理外耳道,用钳子夹除较硬的物体或用吸引器吸出分泌物(图1.6)。

　　在全科医生的临床工作中,耳道耵聍可能阻碍耳镜检查。可以采用预先加热至体温的水冲洗外耳道来清除耵聍。

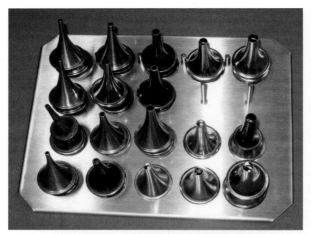

图 1.4 大小不同且可重复使用的耳镜

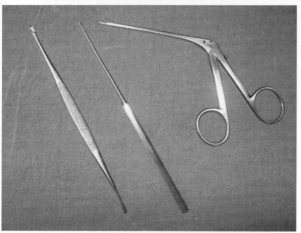

图 1.5 清洁外耳道的耳刮匙和钳子

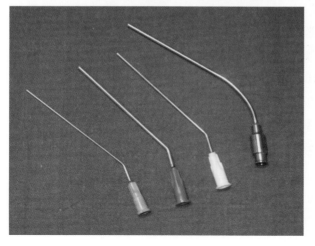

图 1.6 不同直径的吸引头，用以吸除外耳道和手术腔内的分泌物

为了确保诊断准确,检查时应观察到至少75%的鼓膜[3],尤其是鼓膜后上象限——至关重要的结构。

在理想状态下,耳镜检查的图片应该能够被记录并保存下来。在手术前后,医生向患者解释病情和治疗计划时,耳镜资料的保存就显得尤为重要。整合相机并连接显示器的显微镜可以用于临床操作,从而使耳镜图像得以保存并能够放大(图1.7)。显示器上的耳镜图像也可以用于教学。

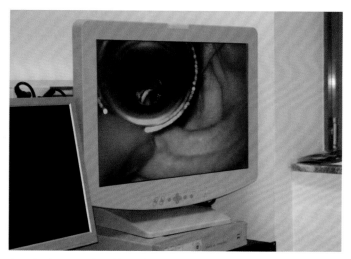

图1.7　显示器上显示的耳镜图像

相较于成人,儿童患者易焦躁不安,且其外耳道更狭窄,耳镜检查应尽可能快速完成。一方面,避免由此带来的诊断不确定性而导致治疗方案错误。如儿童急性中耳炎的过度诊断可能导致不必要的抗菌药物使用,进一步导致抗菌药物耐药性的增加和药物副作用的产生。另一方面,诊断的错误或延迟可能导致并发症的发生,如被忽视的中耳胆脂瘤或慢性中耳炎可能导致乳突炎、脑膜炎或其他颅内并发症的发生。通过常规耳镜检查,全科医生对2岁以下儿童急性中耳炎的诊断准确率达到67%,2岁以上儿童的准确率为75%[4]。

可以将相机连接到耳镜上,用来描绘外耳道和鼓膜的状态。视频耳镜使会诊成为可能,从而更好地解释耳部病理状况。此外,视频耳镜也可以在远程医疗中发挥作用,尤其在医疗覆盖率较差的地区[5]。同时,掌握与耳镜相关的知识对解释耳镜检查结果亦非常必要。

　　智能手机耳镜检查指通过将一个经改良的耳镜连接到智能手机的摄像头来检查耳道。该项技术得以发展,基于儿童患者父母的需求,这样他们可以通过智能手机检测捕捉图像,并把图像发送给耳鼻喉科医生。尽管对智能手机耳镜检查使用情况的有关研究发现,只有训练有素的医务人员(并非父母)才能捕捉到有用的图像,但这种技术可以减少不必要的紧急就诊或初级保健咨询[6]。

◀◀◀ 参考文献 ▶▶▶

[1] Barriga F, Schwartz RH, Hayden GF. Adequate illumination for otoscopy. Variations due topower source, bulb, and head and speculum design. Am J Dis Child,1986(140):1237-1240.

[2] Pichichero ME. Acute otitis media:Part Ⅰ. Improving diagnostic accuracy. Am Fam Physician,2000,61(7):2051-2056.

[3] Agence Française de Sécurité Sanitaire des Produits de Santé. Antibiotherapie par voie generale en practice courante dans les infections respiratoires hautes de l'adulte et de infant. Argumentaire,2011:14.

[4] Jensen PM, Lous J. Criteria, performance and diagnostic problems in diagnosing acute otitis media. FamPract,1999,16(3):262-268.

[5] Damery L, Lescane E, Reffet K, et al. Interest of video-otoscopy for the general practicioner. Eur Ann Otorhinolaryngol Head Neck Dis,2019,136(1):13-17.

[6] Schafer A, Hudson S, Elmaraghy CA. Telemedicine in pediatric otolaryngology:ready for prime time? Int J Pediatr Otorhinolaryngol,2020(138):110399.

第2章　中耳解剖

耳朵是对声音、重力和运动都很敏感的一种复合器官。它由外耳、中耳和内耳组成。内耳由耳蜗、前庭内的椭圆囊和球囊及三个半规管组成。

中耳的主要结构是鼓室。鼓室是颞骨岩部的一个小的含气腔。中耳通过咽鼓管与鼻咽相通,以及通过鼓窦与乳突气房相通。这就是为什么鼓膜的形状和结构会因中耳压力的不同而有很大的区别。

鼓膜是外耳道与鼓室之间的分隔物。鼓膜呈椭圆形,长轴直径为9~10mm,短轴直径为8~9mm。鼓膜的形状、大小和倾斜度各不相同。由于锤骨柄的牵引,所以它的外部表面略凹。最凹陷的点被称为鼓膜脐,对应于锤骨柄的尖端。锤骨短突是锤骨外侧的突起。在此基础上,锤骨前后皱襞分别向前后方向延伸到鼓沟。褶皱形成的三角区即为鼓膜的松弛部或Shrapnell膜,它直接附着在岩骨上[1]。位于松弛部之下的大部分被称为鼓膜的紧张部,通过纤维鼓环附着于颞骨的鼓沟内(图2.1)。

鼓膜厚度在50~90μm,分为三层,即外层(皮肤层)、内层(黏膜层)和它们之间的固有纤维层。鼓膜松弛部没有纤维层,因此,当中耳内有负压时,鼓膜的内陷首先出现在松弛部。

鼓膜的边缘是鼓环,由纤维软骨增厚形成,它位于被称为鼓沟的凹槽内。鼓膜的上半部分鼓环缺失,称为鼓切迹。鼓膜的外侧由耳颞神经和迷走神经的耳支支配。鼓膜的内侧由鼓室神经(Jacobson's nerve)支配,该神经是舌咽神经的一个分支。

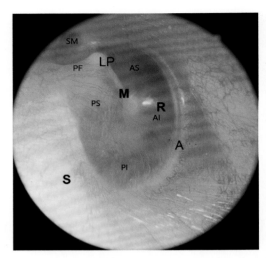

图2.1 右耳。正常的鼓膜是半透明的,在鼓环平面上的前下象限可见光锥。
注:AS,anterosuperior quadrant,前上象限;AI,anteroinferior quadrant,前下象限;PS,posterosuperior quadrant,后上象限;PI,posteroinferior quadrant,后下象限;PF,posterior malleolar fold,锤骨后襞;LP,lateral process of malleus(mallear prominence),锤骨外侧突(锤骨短突);M,manubrium of malleus,锤骨柄;R,refex,光锥;A,annulus,鼓环;SM,Shrapnell's membrane,Shrapnell膜

动脉供应来自耳深动脉和鼓室前动脉,这两者都是上颌动脉的分支。

在中耳内侧壁的后上部分可以找到前庭窗龛和圆窗龛(图2.2和图2.3)。

前庭窗的底部被镫骨底板所封闭。镫骨是全身最小的一块骨,由与前后足弓连接的头部和基底部(底板)构成。镫骨肌将镫骨头部连接到锥隆起。

源自锥隆起及鼓岬的岬小桥和岬下脚构成了鼓窦的上下界,由脑桥向上分隔,下方受到海马下托的限制。鼓窦在后方的延伸不尽相同,但从不与乳突气房直接相通[2]。即使在鼓膜完全穿孔的情况下,鼓窦也很难见到,因为它位于外耳道后壁之下。前庭窗龛在完全穿孔和次全穿孔的情况下均可见。前庭窗的前部是

带有耳蜗底转的鼓岬。前庭窗的上方是面神经的水平（鼓室）段，通常被薄层骨质覆盖。面神经管有时并不完整，面神经可能突出遮盖前庭窗，这种变异有可能造成中耳手术时面神经损伤，因此了解这种变异非常重要。

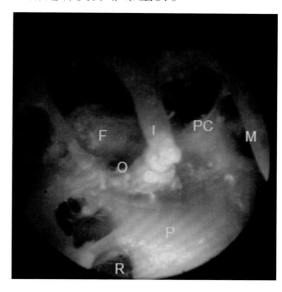

图2.2　右耳。去除鼓膜后的中耳内侧壁。注：I，incus，砧骨；S，head of stapes，镫骨头；F，tympanic part of the facial nerve（in the bony canal），面神经鼓室段（位于骨管内）；PC，cochleariform processus，匙突；M，malleus，锤骨；O，oval niche，前庭窗龛；R，round window niche，圆窗龛；P，promontory，鼓岬

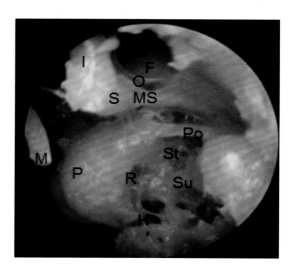

图2.3　左耳。去除鼓膜后的中耳内侧壁。注：I，incus，砧骨；S，head of stapes，镫骨头；MS，stapedial muscle（musculus stapedius），镫骨肌；Po，ponticulus，岬小桥；St，sinus tympani，鼓窦；Su，subiculum，岬下脚；F，facial nerve，面神经；M，malleus，锤骨；O，oval niche，前庭窗龛；R，round window niche，圆窗龛；P，promontory，鼓岬；H，hypotympanic cells，下鼓室气房

圆窗龛位于岬下脚的前下、鼓岬的后下方。圆窗膜位于圆窗龛的深部,通常呈水平方向,常被黏膜所遮挡(图2.4)。圆窗膜可能是外淋巴瘘(perilymphatic fistula,PLF)所在的部位。外淋巴瘘可能由圆窗膜异常撕裂或缺陷所致。圆窗膜是人工耳蜗植入术中最重要的结构,手术中必须加以识别。圆窗与蜗小管的区分很重要,蜗小管与岩尖气房相通。圆窗膜可以为肾形、圆形、三角形、椭圆形或半月形。圆窗膜的厚度为60μm,与鼓膜相似,亦分为三层,膜长约1.7mm,宽约1.35mm。圆窗龛口约2.2mm。

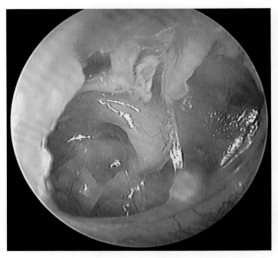

图2.4　右耳。圆窗龛上覆盖着一层薄薄的黏膜。在粘连性中耳炎患者鼓膜不张的情况下,圆窗龛可见

匙突位于锤骨下方,是鼓膜张肌的起点。鼓膜张肌终点附着于锤骨柄上。下鼓室气房位于鼓岬之下。

咽鼓管的鼓室口位于鼓室前壁,距底壁几毫米(图2.5)。咽鼓管具有通气、清理和保护鼓室的功能。咽鼓管全长约35mm,纤维软骨部约占全长的2/3,骨性部分与颈内动脉相邻。

鼓索横过鼓室,主管舌头前2/3的味觉,起源于面神经。颞骨内面神经的走行分为四段,迷路段最短,只有4mm,从面神经管口延伸到膝状神经节。面神经的水平(鼓室)段直接走行在前庭窗和匙突上方，长约 13mm（图 2.6）。在鼓室窦，面神经转为乳突段，并形成第二膝部。

听骨链将声音从鼓膜传到耳蜗。锤骨重 25mg，砧骨重 27mg，镫骨重 3mg。锤骨位于听骨链的最外侧，与鼓膜相连（图 2.7）。它由锤骨头、锤骨柄和锤骨短突组成。砧骨体和锤骨头在上鼓室形成关节。砧骨长突向下延伸，与锤骨柄相平行，终止于豆状突，并与镫骨形成关节相连（图 2.8 和图 2.9）。因为砧骨血供稀薄，所以其长突成为"慢性中耳炎"中第一个被吸收的听小骨部分。镫骨由两个足弓、头和底板组成，密封前庭窗（图 2.10）。镫骨肌从锥隆起一直延伸到后足弓的上部和镫骨头。

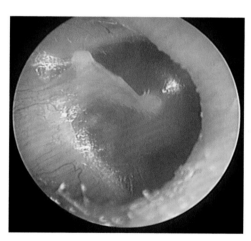

图 2.5　右耳。正常半透明鼓膜。在鼓膜的后上象限下面可以识别出带有镫骨肌的砧镫关节

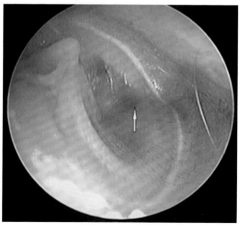

图 2.6　右耳。完整鼓膜下的咽鼓管鼓室口（箭头所示）

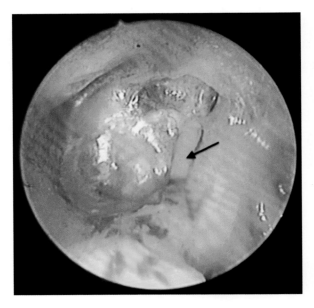

图 2.7 左耳。骨管部分缺损的面神经水平部（黑色箭头所示）。该患者曾因中耳胆脂瘤接受过手术治疗，覆盖在面神经上的骨质被胆脂瘤破坏了

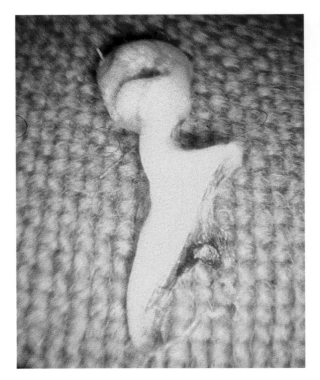

图 2.8 右耳锤骨

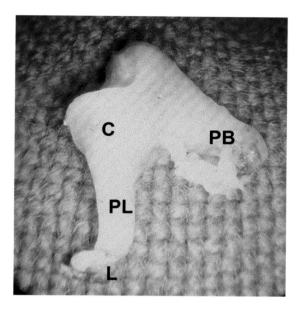

图2.9　右耳砧骨。注：L，processus lenticularis，豆状突；PL，processus longus（long process），长脚；C，corpus，砧骨体；PB，processus breve（short process），短脚

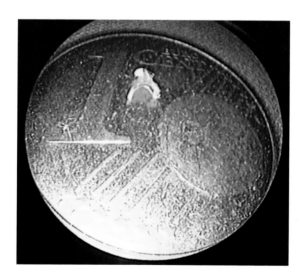

图2.10　在镫骨切除术中切除的镫骨的上部结构，放置在直径为16mm的1欧元硬币上进行尺寸比较。镫骨的前、后足弓以及镫骨头部在上部结构中均可识别。镫骨大小为3mm×2.5mm

　　此外，我们有时也可以观察到高位颈静脉球，颈静脉球顶部在颞骨显著向上延伸，从而导致在完整的鼓膜的深面可以观察到蓝色的病变（图2.11）。

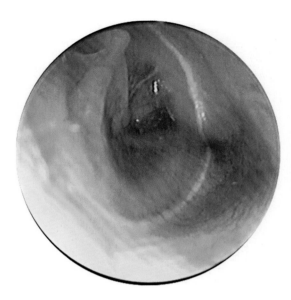

图 2.11 高位颈静脉球。鼓膜的下象限呈暗红色。在颈静脉球没有骨覆盖（乙状板）的情况下，鼓膜切开术可能导致大出血。通过增强 CT 可以识别高位颈静脉球及骨质缺损的情况

◀◀◀ 参考文献 ▶▶▶

［1］Anson BJ, Donaldson JA. Surgical Anatomy of the Temporal Bone and Ear. 2nd ed. Philadelphia：W. B. Saunders, 1973：153-173.

［2］Gulya AJ. Anatomy and embryology of the ear. In：Hughes GB, Pensak ML. Clinical Otology. 3rd ed. New York：Thieme, 2007：3-34.

第 3 章　外耳道疾病

外耳由耳廓和外耳道组成。外耳的内侧界是鼓膜。成人外耳道的长度约为 2.5cm。外耳道的外侧 1/3 为软骨部,其与外耳道内侧 2/3 的骨部呈向下和向前角度。外耳道的入口被称为外耳道口。

在耳镜检查中,必须向上和向后牵拉可移动的软骨部分,这样我们才能看到鼓膜和外耳道的内侧部分。外耳道的内侧部分由颞骨鼓部形成,并由皮肤直接覆盖于骨膜上,缺少皮下组织。因此,在清理外耳道或耳镜检查期间,耳道内侧部分更易受伤。

腮腺位于外耳道软骨部的前方。坏死性外耳道炎等感染可能向腮腺扩散。在外耳道骨部的前方是颞下颌关节。外耳道前部骨折后,外耳道可见结痂和出血。在外耳道的后方是含有气房的乳突。乳突受先前有无炎症影响,气化程度各不相同。乳突炎时,外耳道后部的皮肤肿胀。

脱屑的皮肤从外耳道的内侧向外耳道口迁移。耵聍腺的分泌物具有滋润外耳道、阻止水流入和抑菌的作用。

◀◀ 3.1　耵　聍　▶▶

耵聍(图 3.1 至图 3.3)是耵聍腺的产物,位于外耳道的外 2/3。耵聍呈酸性,可以保护皮肤免受炎症干扰。外耳道内的细小毛发可将耵聍排到外耳道口。当这种排除功能出现障碍时,耵聍在外耳道内堆积,则需要清理。患者经常使用棉签棒来去除耵聍,但这样做往往使耵聍更进一步进入外耳道内。尤其是对儿童患者,这样做会使外耳道清洁更加困难。不同种族的人耵聍形态也不同。

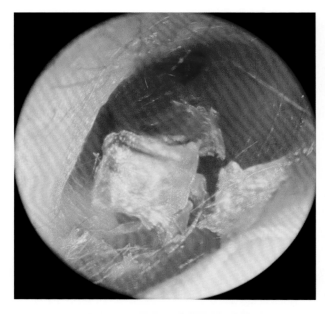

图3.1　左耳。耵聍主要分布在外耳道外侧的后壁上。在内侧部分,耵聍覆盖了鼓膜

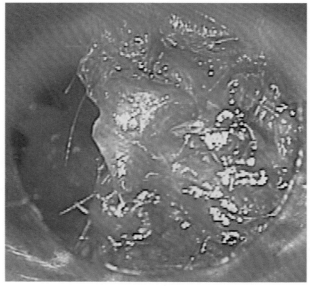

图3.2　左耳。外耳道的整个腔充满了耵聍。鼓膜已经看不见

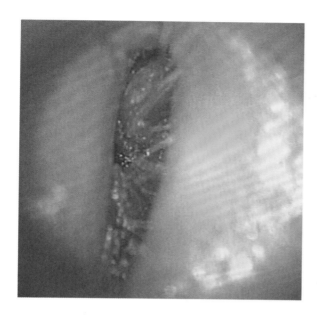

图 3.3　左耳。狭窄的外耳道伴耵聍。外耳道中部狭窄的患者经常会有耵聍积聚。这种耵聍的清除可能很困难，通常需要借助专业工具

　　在耳鼻喉科实际操作中，耵聍可以在显微镜下用工具手动清理，也可以采用吸引或者用与体温接近的水以冲洗的方式清理。用于冲洗的水如果过冷或过暖，患者可能感到头晕（就像进行冷热测试）。

　　重要提示：耳道冲洗的禁忌证有鼓膜穿孔、慢性的耳部炎症、改良根治性乳突切除或根治性乳突切除。

◀◀ 3.2　外耳道囊肿 ▶▶

　　囊肿主要出现在外耳道的外侧部分（图 3.4）。在鉴别诊断过程中，我们需要区分粉瘤、软骨膜炎、良性或恶性肿瘤。对于这种情况，建议进行活组织检查。

　　表皮样囊肿是由真皮或浅表皮下组织内的毛皮质毛囊炎症和表皮细胞增殖引起的一种良性病变[1]。这种囊肿充满角蛋白，内衬复层鳞状上皮。

　　表皮样囊肿对骨骼的破坏并不常见。尽管有人认为表皮样囊肿和胆脂瘤为同一种疾病，但它们的生物学行为略有不同。它们

在组织病理学和放射学上无法区分。并且,它们通常生长缓慢,可能会并发脓肿、出血和恶变。

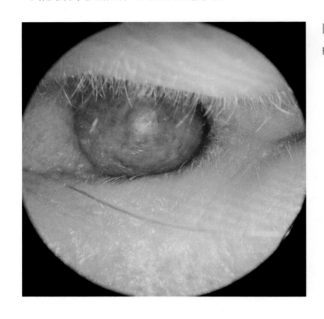

图3.4　左耳。外耳道的囊肿完全阻塞外耳道

◀◀◀ 3.3　外生骨疣和骨瘤 ▶▶▶

外生骨疣是位于外耳道内1/3的外耳道骨部的骨堆积物(图3.5至图3.8),通常为多发和双侧。外生骨疣的大小和形状可以不同,可以是圆形或长条形的。它们是由物理、化学或温度等慢性刺激所致的[2],最常见于暴露在冰冷海水中至少10年的潜水员和游泳运动员。新骨形成的原因可能是冷水暴露后持续的血管舒张。这种情况在沿海地区更为常见,被称为"冲浪者的耳朵",且患者以男性为主。

外生骨疣可以出现在从鼓环到外耳道峡部的区域。体积小时,外生骨疣是无症状的,但一旦长到一定的大小,就会使外耳道显著缩小,并导致外耳道炎。它们也可能导致狭窄的外耳中耵聍嵌入,甚至在某些病例中造成外耳道完全阻塞,从而导致传导性听力损失。外生骨疣患者经常患有外耳道炎,尤其当他们暴露在水中时。这种情况通常需要手术治疗。手术过程中,需要保留皮肤并向内侧翻转,钻掉骨质,复位皮瓣。保留全部皮肤很重要,因其可以使术后愈合更快。

骨瘤是外耳道骨性部的一种良性肿瘤(图 3.9 至图 3.11),其通常有蒂,多为单侧。骨瘤通常发生在峡部外侧的岩鼓裂或鼓乳裂附近,无慢性刺激史。骨瘤与外生骨疣可以从组织学上进行区分。

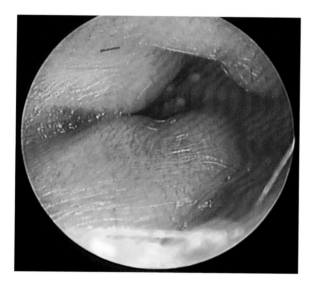

图 3.5 左耳。后壁和前壁上的圆形骨疣已经累及外耳道的下壁。可见鼓膜的一小部分(带有锤骨柄的后上象限)。患者有多次外耳道炎病史并选择接受手术治疗

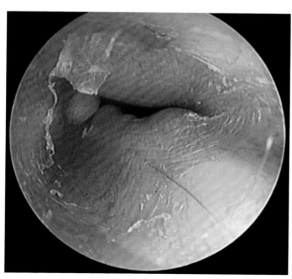

图 3.6 左耳。前壁和后壁的细长骨疣导致外耳道狭窄。外耳道上壁亦可见圆形小骨疣。鼓膜无法窥及。暴露于水后,水可以进入狭窄的外耳道深部,而很难流出

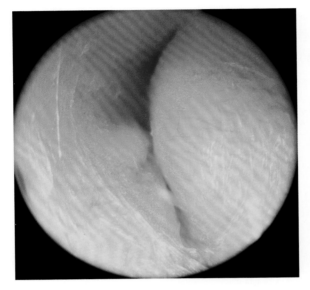

图 3.7 右耳。广泛的骨疣完全阻塞外耳道。该患者存在反复外耳道感染,几个月后出现传导性听力损失。因外耳道皮肤保护的问题,故外耳道完全阻塞的骨疣手术难度更高

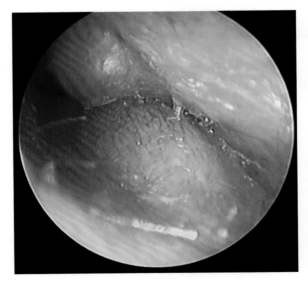

图 3.8 右耳。广泛的骨疣几乎完全阻塞外耳道,仅残留上面一点通道

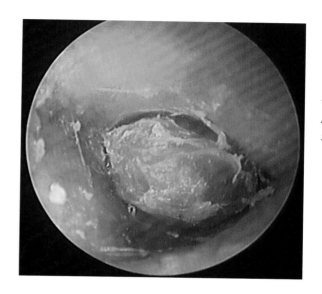

图 3.9 右耳。外耳道骨瘤完全阻塞外耳道。当外耳道完全阻塞时,患者听力显著下降。在局麻下,可以通过小凿子将骨瘤从底部凿除

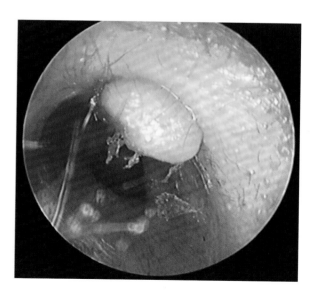

图 3.10 左耳。外耳道后壁的小骨瘤。由于小骨瘤的基底部很容易辨认,故在局麻下切除更加容易

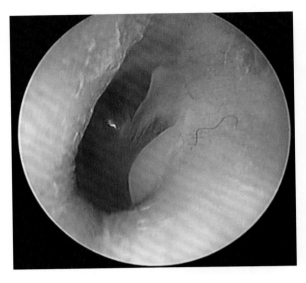

图3.11　左耳。中耳后部的骨瘤。在镫骨手术中,骨瘤可能阻碍术者手术到达前庭窗的通路。此外,骨瘤也可能限制听骨链活动,导致传导性听力损失

◀◀◀　3.4　外耳道异物　▶▶▶

异物可以通过各种方式进入外耳道。比如,外耳道异物可以是儿童自己或同伴将塑料玩具的零部件放在外耳道内,也可以来自自然界(如柳絮)。

异物可能在与工作相关的事件中进入外耳道。金属异物(图3.12和图3.13)或树枝可能损伤外耳道皮肤,甚至刺穿鼓膜。

如果异物很小,在观察到鼓膜完好无损的情况下(图3.14至图3.16),可以进行外耳道冲洗。较大的异物(图3.17至图3.20)通常需要用钩子或刮匙清除。应将工具置于异物内侧,并将其与异物一同从外耳道中拉出。操作需要小心,不要损伤鼓膜。去除异物后,应检查鼓膜是否穿孔。

在成年人中,最常见的异物是棉絮,通常是患者在尝试使用棉签清洁外耳道时留下的。在发生慢性中耳炎或鼓膜炎时,外耳道有时会被脓液浸泡。第二种最常见的需要从外耳道中取出的异物是耳塞的部件。

此外，活昆虫（图3.21和图3.22）也可能进入外耳道，它们向鼓膜移动，翅膀拍打和其他活动会造成患者不适。

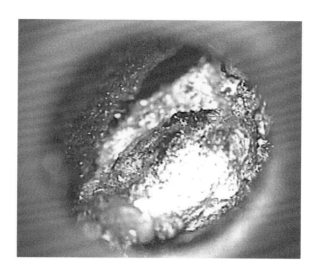

图3.12 左耳。铝合金在生产过程中进入外耳道。检查时，患者因皮肤和鼓膜烧伤而感到剧烈疼痛

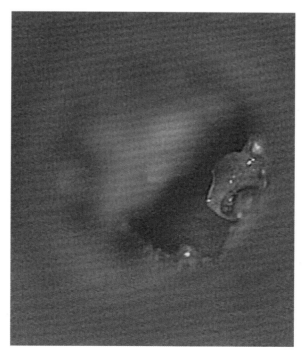

图3.13 左耳。与图3.12同一名患者，从外耳道中取出铝合金异物后。外耳道皮肤肿胀，鼓膜完全穿孔。此外，患者还有不完全性的面神经麻痹

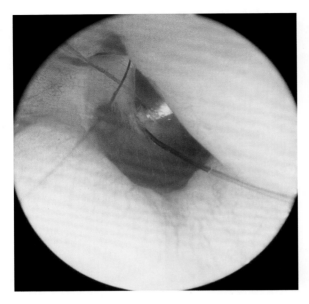

图 3.14　右耳。外耳道前壁和后壁上的原发性外生性骨疣。在外耳道中可以观察到头发，其与鼓膜接触造成患者不适

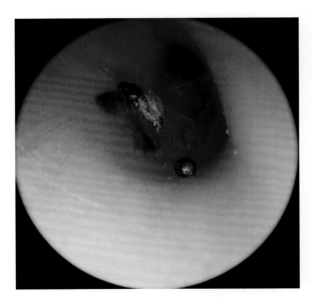

图 3.15　右耳。外耳道深部鼓膜前的塑料颗粒。异物是意外发现的

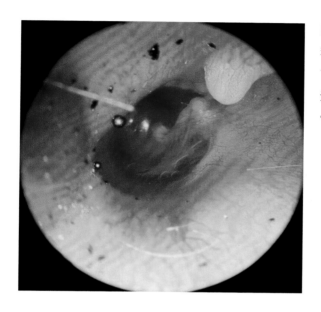

图 3.16　左耳。焊接过程中进入外耳道前壁和下壁的小金属片。外耳道上壁可见一个小圆形骨疣

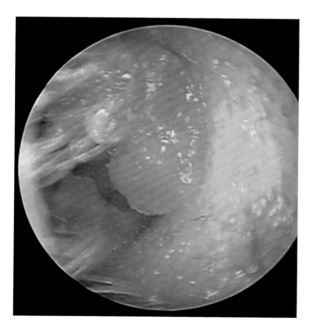

图 3.17　左耳。硅胶护耳器的零件。患者在游泳时使用了硅胶护耳器，但之后无法取出。慢性耳部疾病和术后患者需要防止水进入耳朵，可以定制耳塞

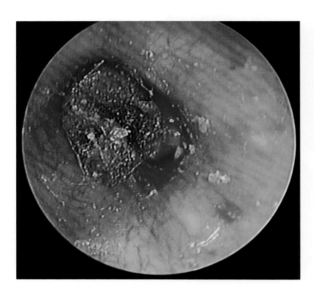

图3.18 左耳。外耳道内侧的蓝色硅胶。硅胶应用于外耳道以铸造助听器的模型。如果外耳道狭窄,硅树脂有时会被遗留在外耳道深部

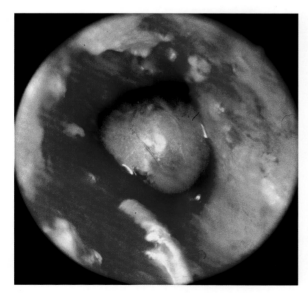

图3.19 右耳。儿童在玩耍时把塑料颗粒放入外耳道。在初级保健医生试图清除异物的过程中,外耳道受伤了。外耳道皮肤肿胀出血,这使得异物取出更加困难。异物位于外耳道深部鼓膜正前方

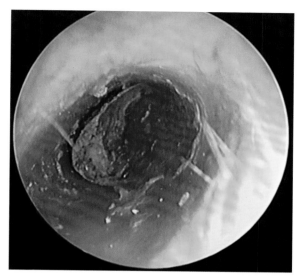

图 3.20 左耳。外耳道深部可见一块混凝土。混凝土紧紧地黏附在鼓膜上。患者是一名建筑工人，液态混凝土进入外耳道。待混凝土变硬后，大部分可以从外耳道中取出，但仍有少许残留在鼓膜上。滴注局部麻醉剂（利多卡因喷雾）后，去除残留异物，使鼓膜完整性得以保存。术后当天，患者可以返回工作岗位，2 周内需防止水进入外耳道

图 3.21 右耳。外耳道深部的飞蛾。当时患者正在看足球比赛，昆虫进入耳道。回到家后，患者将水倒进外耳道，待飞蛾死亡停止活动后，不适感消失

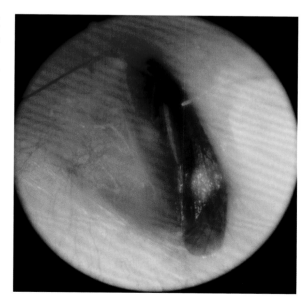

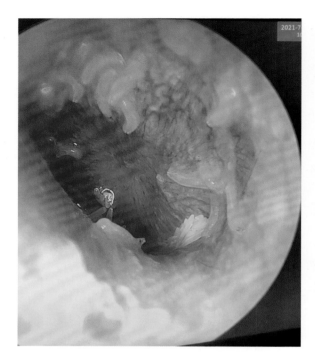

图3.22 左耳。家蝇幼虫被称为蛆。这些卵类似于米粒,1天后孵化成幼虫。蛆无足,原地进食3～5天。患者是一名农民,外耳道内进过一只家蝇。孵化并存活的幼虫不断地向外耳道内深部移动

异物取出的并发症包括外耳道裂伤、鼓膜穿孔、外耳道炎和外耳道血肿形成[3]。

Tiago等在一项研究中发现,在取出异物的方法中,40%采用鳄鱼钳,32%采用冲洗,14%采用刮匙,14%需要使用多种方法[4]。

外耳道异物能否成功取出取决于异物的大小、形状和质地,患者的配合度,异物和周围结构的可视化程度,以及工具置入及取出过程中外耳道的损伤情况等。对于异物的取出,合适的器械、医生的个人经验和技巧也是很重要的[5]。转诊进行耳镜检查的适应证包括:异物呈球形或尖锐,异物为盘状的电池和植物性异物,异物靠近鼓膜,异物在耳内存留时间超过24小时,患儿年龄小于4岁,异物难以观察到或多次尝试未能取出。耳镜引导下的异物取出成功率更高,尤其当患儿年龄小于4岁时。在清除外耳道异物方面,除了能更好地观察异物的显微镜外,各种工具的使用也发挥着重要的作用。

◀◀ 3.5 大疱性鼓膜炎 ▶▶

大疱性鼓膜炎是一种常见的疾病,其特征是鼓膜上出现小疱或大疱,但不影响中耳(图3.23至图3.26)。当大疱自发破裂时,会有血性分泌物流出,随后疼痛感减轻。尽管在大疱性鼓膜炎患者中经常发现肺炎链球菌感染,但一般认为大疱性鼓膜炎是由病毒(呼吸道合胞病毒或流感病毒)感染所致的,也可由肺炎支原体引发。大疱性鼓膜炎发病高峰在冬季,可以合并急性中耳炎,通常伴随发热和耳痛。在有积液的情况下,患者可能出现传导性听力损失,也可能出现感音神经性听力损失。因此,对这些患者有必要进行纯音测听检查。约60%的患者感音神经性听力损失可以完全恢复[6,7]。

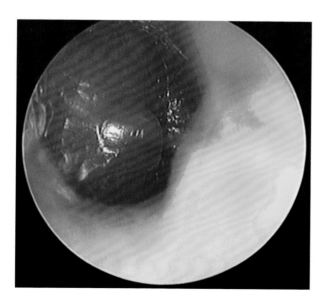

图3.23 右耳。鼓膜后部肿胀,鼓膜中央可见小疱,内可见浆液性液体

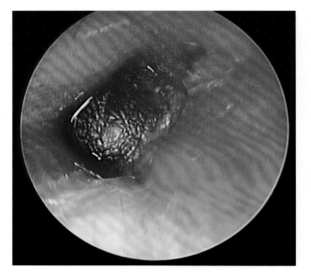

图 3.24 左耳。整个鼓膜上覆盖着一个出血性大疱，大疱尚未穿孔。患者有耳痛和上呼吸道感染症状

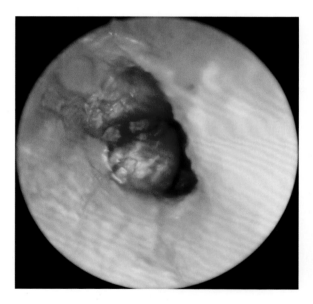

图 3.25 右耳。鼓膜后部聚合出血性大疱。其破裂后可致血性耳漏

　　建议使用大剂量阿莫西林或大环内酯类抗菌药物（用于支原体感染）以及镇痛药。大疱性鼓膜炎通常会痊愈，无任何后遗症。

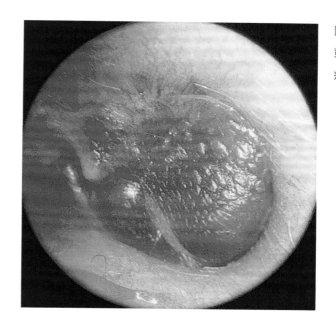

图 3.26　左耳。整个鼓膜被大疱覆盖。大疱内可见血性浆液

◀◀　3.6　肉芽性鼓膜炎　▶▶

肉芽性鼓膜炎是一种慢性疾病,其特征是鼓膜去鳞状上皮化和肉芽形成(图 3.27 至图 3.29)。它是由鼓膜外侧局部慢性炎症所致。靠近鼓环的外耳道皮肤上也可以见到病变。症状包括慢性耳漏和轻微的耳部不适。人们对这种疾病知之甚少[8]。

其唯一的选择是局部治疗。患者必须避免水进入外耳道。

与传统抗菌药物治疗相比,肉芽组织的手术切除可使肉芽性鼓膜炎的复发率降低 80%。局部使用稀释的醋酸溶液也可以减少 96% 肉芽性鼓膜炎病例的出现。

在一些患者中,肉芽性鼓膜炎可能进展为外耳道狭窄甚至炎症性外耳道闭锁(图 3.30 至图 3.34)。在这种情况下,可以进行手术治疗(外耳道成形术),切除狭窄和闭锁组织,保留鼓膜中间层,并植皮覆盖皮肤缺损处。术后长期结果并不满意,狭窄可能再次发生。

组织学切片发现，外耳道骨部切除的耳道皮肤存在异位大汗腺和分泌物积聚（耵聍）。异位大汗腺腺泡周围肌上皮细胞缺失，导致耵聍积聚，从而引发外耳道皮肤炎症。如果手术中用于重建的刃厚皮片厚度不超过 0.4mm，那么因为移植皮片内不含大汗腺，术后效果可能更符合预期。大汗腺可以导致外耳道再狭窄[9]。

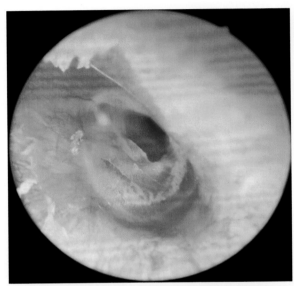

图 3.27　右耳。慢性肉芽肿性鼓膜炎的初始阶段。鼓膜前部的上皮分布出现缺失。肉芽组织可以在这个区域开始生长

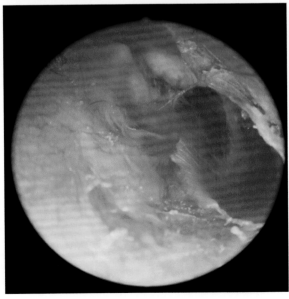

图 3.28　右耳。另外一例鼓膜前下象限上皮缺损的慢性鼓膜炎病例，皮肤缺失延伸至耳道皮肤，外耳道前壁可见干燥的分泌物

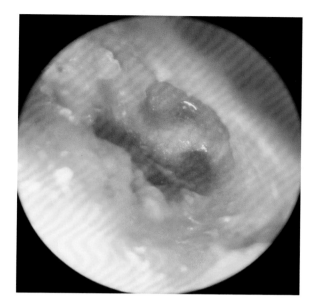

图3.29 右耳。慢性鼓膜炎患者的典型耳镜检查发现。在鼓膜正前面的外耳道后壁上可见肉芽组织。鼓膜及外耳道的前壁和下壁可见脓性分泌物覆盖

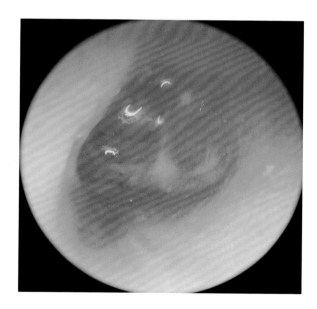

图3.30 左耳。鼓膜红肿。几乎整个鼓膜都被肉芽覆盖。肉芽表面有透明的分泌物，这些分泌物可以变成脓性的

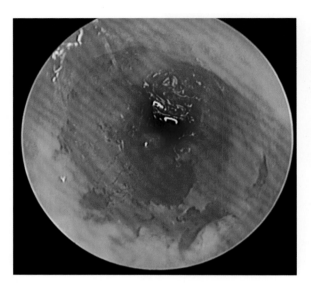

图3.31 右耳。外耳道狭窄,鼓膜显示不清。肉芽组织质脆,用吸引器清理外耳道时易出血。肉芽组织生长后的并发症之一即为外耳道狭窄

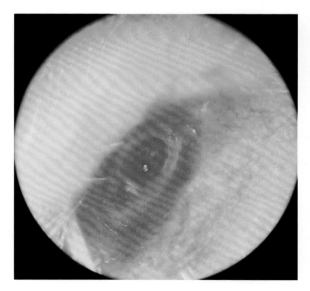

图3.32 左耳。炎症后外耳道狭窄,由于外耳道深部肉芽形成和纤维化导致耳镜无法通过

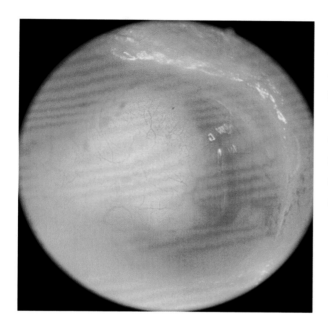

图 3.33 左耳。假性外耳道底。由于慢性炎症刺激，鼓膜增厚，最终形成外耳道炎性闭锁。此类患者呈传导性听力下降。精细地切除病变组织后进行皮瓣移植，可以获得较好的手术效果

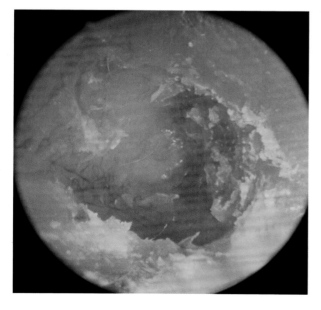

图 3.34 左耳。另一例炎症性闭锁伴有假性外耳道底形成

◄◄◄ 3.7 放射性骨坏死 ►►►

放疗是许多头颈部恶性肿瘤的主要或辅助治疗方法。其中，最常见的是腮腺恶性肿瘤，然后是鼻咽部、口腔和皮肤恶性肿瘤。

放射性骨坏死症状可以在放疗后数年出现。但在试验观察中，放射性骨坏死在首次放疗后的12周内即可出现。在临床中，出现放射性骨坏死的平均辐射剂量为60Gy。放射性骨坏死的发展呈一定的剂量依赖性[10]。放射性骨坏死患者主诉有耳漏、耳痛、听力下降等。听力下降可呈传导性或感音神经性。中耳放疗后可导致中耳黏膜增生，纤毛功能丧失，听小骨坏死和咽鼓管阻塞。中耳的负压又会引起分泌性中耳炎、鼓膜不张、胆脂瘤和慢性炎症。

放疗对内耳的损伤可能导致全聋，对此类全聋患者需要实施人工耳蜗植入术。

图3.35至图3.39中的患者均存在射线暴露后的骨坏死，并可伴有通向颞下颌关节和乳突的瘘管，亦可伴有外耳道死骨片、鼓膜穿孔、胆脂瘤形成、流脓、外耳道炎、肉芽组织形成、外耳道狭窄和中耳积液等。

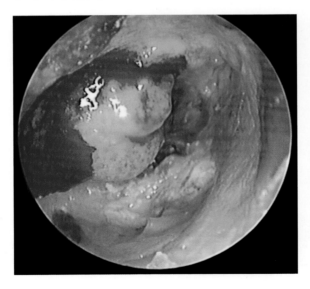

图3.35 左耳。该例患者患有腮腺恶性肿瘤（黏液表皮样癌）并行腮腺全切手术治疗，术后进行放疗。因颞下颌关节部位的放疗损伤，患者出现严重的张口受限。第一次耳镜检查发现外耳道内可见脓性分泌物，鼓膜前可见巨大肉芽

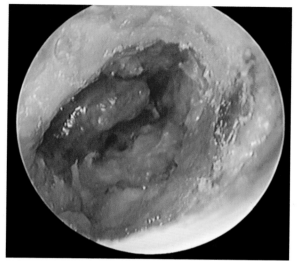

图 3.36 左耳。与图 3.35 同一名患者,在对外耳道局部处理并清除肉芽后,分泌物较前减少,但在外耳道内仍可见肉芽组织。放疗后血管情况差,愈合受限。对此类患者应避免进行大范围手术

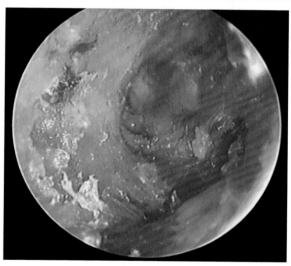

图 3.37 左耳。与图 3.35 同一名患者。此图为局部治疗的最后阶段。耳道内干燥,未见肉芽组织。外耳道后壁的坏死骨处可见骨质缺损。坏死骨可以在外耳道清理时逐次清除

整体上讲,对局部放射性骨坏死应采取相对保守的治疗。要在减轻疾病症状时带来的益处与针对处理颞骨局部放疗后手术带来的风险中平衡利弊。

人工耳蜗植入术在颞骨放射性骨坏死患者中的应用存在争议。一方面,放疗患者常呈极重度听力下降或全聋表现,是由其内耳损伤所致的。另一方面,将耳蜗植入体置于坏死骨区域可能导致感染和伤口不愈并发症的出现。放疗后的鼻咽癌患者的听性脑干检测

结果表明,蜗后反应异常,这部分患者可能是人工耳蜗植入术的候选人群。

图3.38 右耳。该患者因鼻咽癌接受放疗。该患者外耳道在放疗数年后出现分泌物。此图底部显示了外耳道后壁的坏死骨

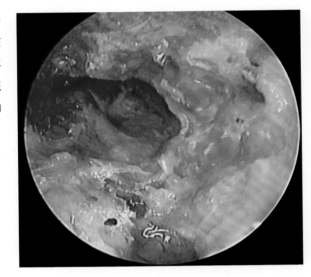

图3.39 左耳。鼻咽癌治疗后患者。外耳道下壁可见大范围坏死骨及骨质缺损。该患者就诊时双耳全聋。人工耳蜗植入术的经典入路为经乳突径路和经鼓室后入路。但该患者外耳道与乳突气房相交通,经典入路并不可取。故手术中将坏死骨切除,并进行了岩骨次全切除,将电极植入耳蜗,最后用腹部脂肪填充术腔。随访数年,术区的骨质和软组织均无炎症

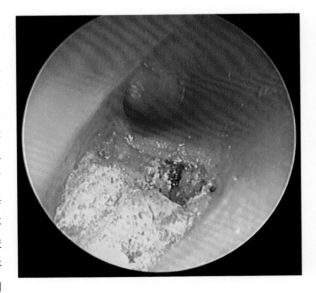

◀◀ 3.8　耳部带状疱疹（拉姆齐–亨特综合征）▶▶

耳部带状疱疹，或称拉姆齐 - 亨特综合征（Ramsey Hunt syndrome），是由位于膝状神经节的水痘带状疱疹病毒重新激活引起的，以强烈的耳痛，鼓膜、外耳道和耳轮血疱为特征（图 3.40 和图 3.41）。这些水疱常伴剧烈疼痛。也可观察到面神经麻痹，也可伴有感音神经性听力下降和眩晕。约 12% 的周围性面瘫由带状疱疹所致，常为单侧。面瘫后只有 20% 的患者可以完全恢复。面瘫和水疱并不总是同时出现，一些患者在水疱出现前数日即有面瘫表现。病毒所致的面瘫可以不伴有皮肤损害（无疹性带状疱疹），这种情况需要依靠血清检查进行诊断[11]。

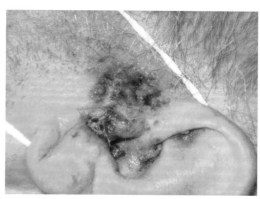

图 3.40　左耳。位于耳前、耳屏和外耳道口处的血疱。此耳部带状疱疹患者患有白血病，免疫力低下，合并听力下降，前庭功能紊乱，但面神经功能正常

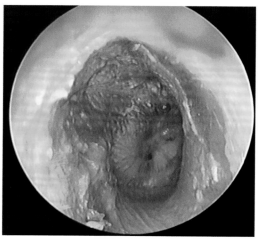

图 3.41　右耳。外耳道皮肤肿胀，鼓膜被血疱覆盖。此耳部带状疱疹患者合并完全性面神经麻痹

治疗耳部带状疱疹可使用抗病毒药物、皮质类固醇和镇痛剂[12]。面瘫的治疗关键是在面瘫出现3天内尽早治疗。如果面瘫出现7天后开始治疗，那么面神经功能恢复到Ⅰ级（House Brackman分级）的概率低于30%。早期治疗可以减少并发症的发生，所以早诊断对该疾病有重要的意义[13]。

◀◀◀ 3.9　真菌性外耳道炎 ▶▶▶

真菌性外耳道炎在较温暖的月份和热带地区更为常见。其主要致病菌为曲霉菌（黑曲霉菌和烟曲霉菌）和白念珠菌。与曲霉菌感染不同，白念珠菌感染无特征性外在表现，表现为局部抗菌药物治疗无效的耳溢液。合并慢性耳溢液的糖尿病或免疫功能不全疾病患者更易出现真菌性外耳道炎。长期使用抗菌药物滴耳液的患者也易出现真菌性外耳道炎。真菌为机会致病菌，当细菌被抗菌药物抑制时更易生长。因此，抗菌药物的局部使用应限制在7天内，并避免长期使用。

当患者外耳道被霉菌团块堵塞后，可表现为耳部瘙痒和耳痛，同时呈传导性听力下降表现（图3.42至图3.47）。

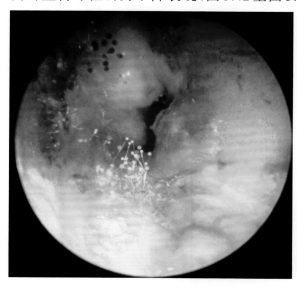

图3.42　右耳。耳道表面覆盖脓液和灰色的霉菌性团块。这可能是黑曲霉菌感染

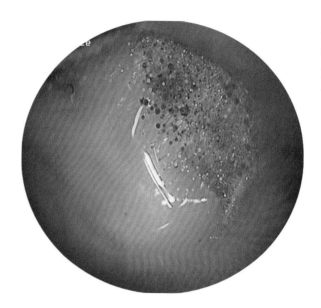

图 3.43　右耳。霉菌性外耳道炎。外耳道内有大量的脓液充填和前壁可见霉菌团块

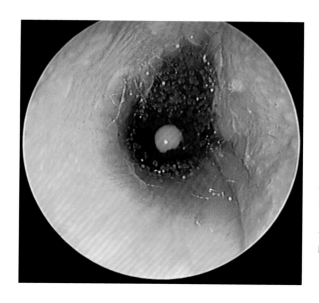

图 3.44　左耳。另一例黑曲霉菌感染病例。外耳道内和鼓膜上布满黑色的霉菌团块。根据此临床表现，我们可以推断此为黑曲霉菌感染。在霉菌斑中间可见一滴脓液。治疗包括负压吸除霉菌团块，并局部应用抗真菌药物，如克霉唑或酮康唑

　　局部应用克霉唑对曲霉菌和白念珠菌有效。外耳道感染后定期清理也是很重要的。其他的治疗方式包括局部应用酮康唑、甲酚盐滴耳液、醋酸铝滴耳液[14]。

开放式乳突切开术后,耳真菌病相对常见。因为术后局部应用抗菌药物改变了外耳道内局部环境,致使真菌感染重复出现。术后耵聍的生成发生变化,并且外耳道相对潮湿,更有利于真菌生长。因此,在乳突术腔内真菌感染的清除更加困难。局部治疗无效时,可以选择口服抗真菌药物。

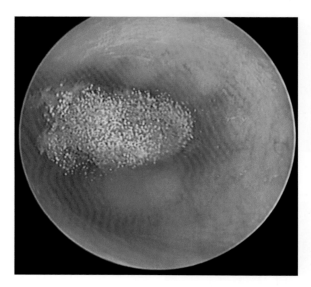

图3.45 右耳。外耳道深部的真菌感染。外耳道皮肤肿胀,外耳道深部可见黄色的霉菌团块覆盖在鼓膜。除曲霉属外,致病菌还可能有白念珠菌

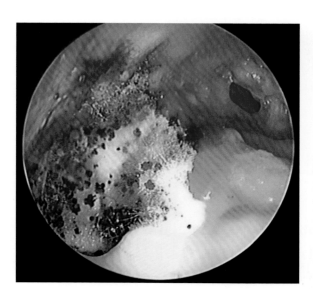

图3.46 右耳。改良乳突根治术后。鼓膜中央可见穿孔。慢性感染,术腔充满脓液,可见白色霉菌团块和一些深色曲霉菌孢子。这类霉菌感染可能为重复感染。该患者曾使用抗菌药物滴耳液,这有利于真菌生长。治疗时吸除霉菌团块,局部应用抗霉菌滴剂或粉剂

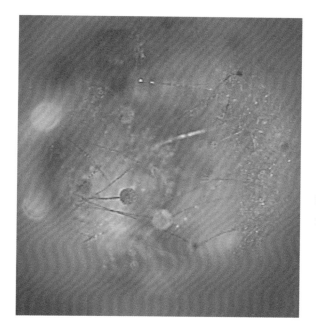

图3.47 左耳。放大后可以看到曲霉菌孢子。孢子可以形成菌落，并且向空气中释放更多的分生孢子。我们会不断地吸入环境中的孢子，每个人每天吸入的孢子可达数百个，但健康人群可以通过呼吸道黏膜将孢子清除

◄◄ 3.10 外耳道炎 ►►

外耳道湿疹或外耳道狭窄的患者经常出现外耳道炎。除此之外，机械性创伤、潮湿的环境（在泳池里游泳）或使用助听器也会增加外耳道炎的患病风险。外耳道炎在夏季更为常见。

外耳道炎分为四种类型：急性弥漫性外耳道炎、急性局部性外耳道炎、慢性外耳道炎和坏死性外耳道炎（恶性）。坏死性外耳道炎表现为鼓骨的骨髓炎（最严重时骨髓炎可累及整个颞骨）。

外耳道炎的一个典型症状是按压耳屏或咀嚼时出现疼痛感。真菌感染时，我们可以观察到外耳道表面覆一层白色或灰色伪膜。如果初步治疗效果欠佳，建议进行涂片检查。

在急性外耳道炎中，最常见的细菌是铜绿假单胞菌（约占60%），其次是金黄色葡萄球菌（约占20%）、奇异变形杆菌、大肠杆菌和真菌。

用3%的H_2O_2溶液清洗外耳道，每天更换外耳道内的药物棉

条对于外耳道炎治疗是非常重要的。药条可以用抗菌药物（环丙
沙星）和皮质类固醇软膏制备。外耳道炎的特点是外耳道皮肤水
肿，外耳道腔有时可被水肿的皮肤完全阻塞（图3.48）。当外耳道
水肿消退时，可使用含有类固醇的抗菌药物溶液（图3.49）。如果
外耳道被真菌感染，应使用抗真菌药液（克霉唑）。外耳道炎的常
规治疗是局部用药，不需要全身应用抗菌药物。如果骨性结构受
累（见上文），则须使用足量、足疗程的抗菌药物治疗，有些病例甚
至需要手术治疗。

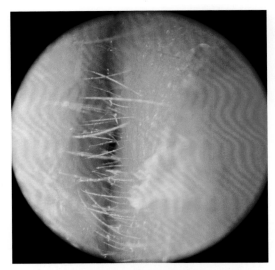

图3.48　左耳。外耳道肿
胀，外耳道前壁与后壁相接
触，患者疼痛明显。可以使
用浸有抗菌药物和类固醇膏
剂的棉条，以减轻皮肤水肿。
然后使用含有类固醇成分的
滴耳剂滴耳

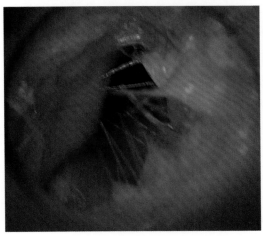

图3.49　左耳。耳道内皮肤
弥漫性水肿，可见脓性分泌
物。该患者曾在海边度假数
日。涂片分离鉴定细菌后，
局部应用抗菌药物治疗效
果好

急性局部外耳道炎也被称为外耳道疖，是指外耳道毛囊的炎症（图3.50）。其致病菌是金黄色葡萄球菌。

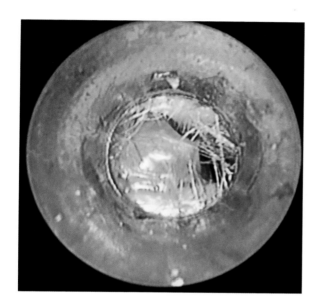

图3.50　右耳。外耳道后壁近外耳道口处的疖肿。患者疼痛感明显，使用耳镜检查时疖肿易被遗漏。如果不切开排脓，则这种情况不会好转

应在局部或表面麻醉下用手术刀切开引流。在将耳镜插入外耳道时，有可能越过疖肿并忽略其存在。

外耳道炎常出现于有脂溢性皮炎、糖尿病、对肥皂、洗发露过敏和慢性中耳炎的患者[15]。慢性外耳道炎需要持续治疗。患者要避免外耳道进水。局部使用降低外耳道内 pH 的滴耳液也是慢性外耳道炎治疗的推荐方案之一。

3.10.1　良性坏死性外耳道炎

良性坏死性外耳道炎是一种罕见的病因不明的疾病，其特点是外耳道底壁可见溃疡，溃疡下面伴有骨质坏死。这可能是血供受损导致的。良性坏死性外耳道炎与外耳道恶性肿瘤的区分非常重要，因为这两种疾病的治疗区别很大。对于良性坏死性外耳道炎，一般主张进行长期的内科治疗，很少进行手术治疗。即使需要手术治疗，手术效果也很好（图3.51和图3.52）。

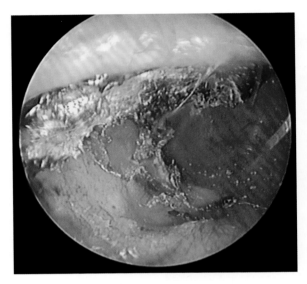

图 3.51　左耳。良性坏死性外耳道炎较罕见，以外耳道底的皮肤缺损为特征，并且可能伴有坏死骨裸露。图片中外耳道底壁的皮肤缺损已经愈合，外耳道前壁可见痂皮，其下方为皮肤缺损

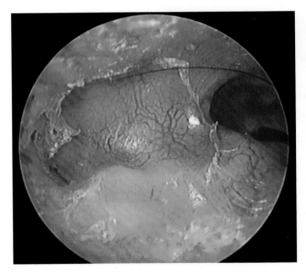

图 3.52　左耳。与图 3.51 为同一名患者。经过一段时间，皮肤缺损已愈合。外耳道底部分骨质坏死，呈现缺损

3.10.2　恶性坏死性外耳道炎

恶性坏死性外耳道炎一般发生于糖尿病患者、免疫功能低下患者（特别是器官移植后），或在化疗期间或化疗后的患者，通常并发于急性外耳道炎。致病菌为铜绿假单胞菌。该病以骨髓炎为特征，可在侧颅底蔓延，有可能累及颅神经。临床表现主要为

耳痛,外耳道内恶臭的分泌物与肉芽,及颅神经功能障碍(特别是面神经)。临床检查时,注意检查患者是否存在脑膜刺激征。

通过外耳道暴露的骨质可观察到肉芽组织(图3.53)。患者的血糖和HbA1c水平通常升高。应进行高分辨率CT检查明确骨髓炎的情况。治疗包括用刮匙清除肉芽组织、纠正血糖水平和针对假单胞菌进行长期抗菌药物治疗(至少6周)。

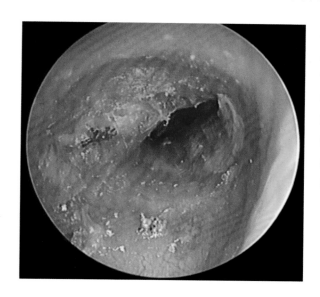

图3.53 左耳。老年糖尿病患者患有恶性坏死性外耳道炎。该患者的外耳道前壁可见肉芽组织。使用刮匙将肉芽组织和脓肿清除。尽管皮肤缺损仍然存在,但患者的病情在好转

◀◀ 3.11 外耳道肿瘤 ▶▶

外耳道良性肿瘤罕见,通常来自耵聍腺,常发生于外耳道的软骨部(图3.54至图3.58)。其最常见的是耵聍腺瘤和多形性腺瘤。活检时应切除肿瘤边缘的部分正常组织,以排除肿瘤向周围侵犯。治疗为局部切除。

恶性肿瘤也很罕见(图3.59和图3.60)。其中最常见的是鳞状细胞癌(图3.61),亦可见腺样囊性癌和腺泡细胞癌。患者可出现耳溢液、疼痛和听力下降,临床症状与慢性外耳道炎或中耳炎相似。在耳镜检查中,肿瘤与肉芽组织难以区分。诊断可通过活组

织检查来确定，如果检查结果为阴性，则需要反复活检，必要时可在全麻下进行活检。常规需要 CT 和 MRI 检查。治疗需要多学科医生共同参与，包括耳科医生、肿瘤科医生等，有时也需要整形重建外科医生。

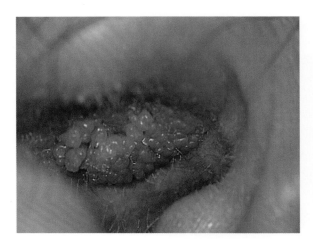

图 3.54　左耳。外耳道口的前壁可见表面粗糙、无明显溃疡的肿块。该患者为老年女性，发现肿瘤多个月。组织学检查显示，肿瘤为脂溢性角化病。除组织学验证外，不需要其他治疗

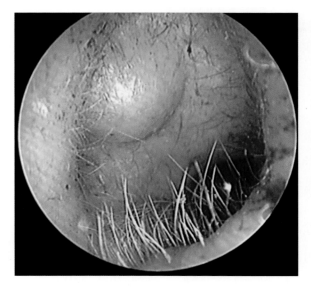

图 3.55　右耳。外耳道前壁肿瘤，表面皮肤完整。免疫组化结果为血管内乳头状内皮增生，也被称为 Masson 瘤，这是一种罕见的血管病变。症状与对毗邻组织的压迫作用相关

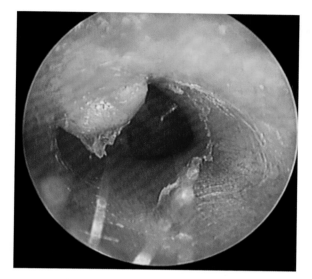

图 3.56　右耳。位于外耳道上壁中 1/3 处的纤维瘤。该病变范围局限，不伴有坏死和炎症。肿瘤表面皮肤完整

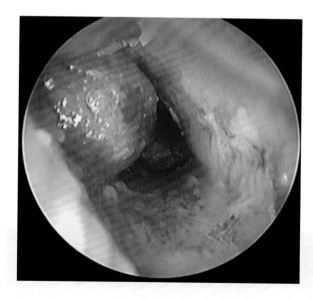

图 3.57　右耳。外耳道软骨瘤。外耳道后上方可见球形病变，外耳道部分受阻。组织学检查提示病变为软骨瘤

图 3.58 左耳。息肉样物完全堵塞外耳道的内 1/3。此肿物可能为炎症性或肿瘤性的,治疗前需进行活组织检查和影像学检查

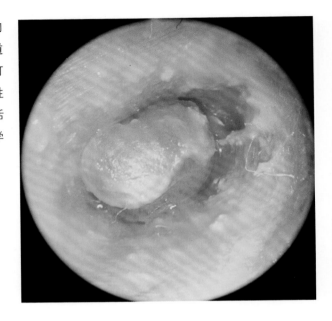

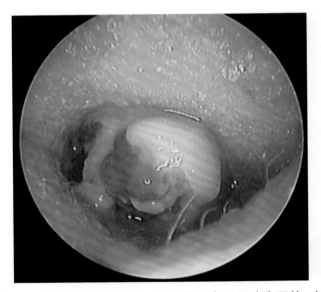

图 3.59 左耳。内淋巴囊的腺癌。外耳道后壁可见肿瘤团块,完全堵塞外耳道。肿瘤周围可见白色坏死组织,外耳道内可见分泌物。此患者为老年女性,左耳长期患病且未进行治疗。内淋巴囊的肿瘤组织穿过乳突并破坏了外耳道后壁。出现面瘫后,患者被迫就医。耳内镜检查如发现此类表现,需进一步完善颞骨影像学检查(CT 和 MR)和活组织检查

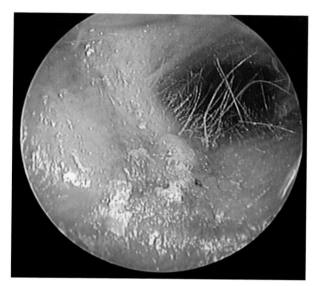

图 3.60　右耳。肿瘤切除后，外耳道后壁可见疤痕。此肿瘤为基底细胞癌，外院手术未能完全切除。再次手术时发现肿瘤蔓延到外耳道中段皮下组织。因此，肿瘤边缘的组织学验证是非常重要的

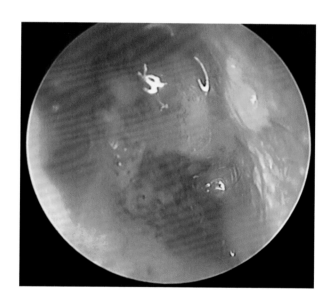

图 3.61　右耳。外耳道深部和中段的肿瘤，表面被覆脓液。对该患者按照慢性中耳炎诊断行保守治疗，无效。活组织检查显示为鳞状细胞癌。患者接受岩骨次全切除术及外耳道封闭术，术后接受放疗。随访 10 年无复发

◀◀ 参考文献 ▶▶▶

[1] Kim GW, Park JH, Kwon OJ, et al. Clinical characteristics of epidermoid cysts of the external auditory canal. J Audiol Otol, 2016, 20(1):36-40.

[2] Turetsky DB, Vines FS, Clayman DA. Surfer's ear:exostoses of the external ear canal. Am J Neuroradiol, 1990, 11(6):1217-1218.

[3] Thompson SK, Wein RO, Dutcher PO. External auditory canal foreign body removal; management practices and outcomes. Laryngoscope, 2003, 113(11):1912-1915.

[4] Tiago RSL, Salgado DC, Correa JP, et al. Foreign body in ear, nose and oropharynx: experience from tertiary hospital. Braz J Otorhinolaryngol, 2006, 72(2):177-181.

[5] Schulze SL, Kerschner J, Beste D. Pediatric external auditory canal foreign bodies:a review of 698 cases. Otolaryngol Head Neck Surg, 2002, 127:73-78.

[6] Kotikoski MJ, Palmu AA, Nokso-Koivisto J, et al. Evaluation of the role of respiratory viruses in acute myringitis in children less than two years of age. Pediatr Infect Dis J, 2002, 21(7):636-641.

[7] Hariri MA. Sensorineural hearing loss in bullous myringitis. A prospective study of eighteen patients. Clin Otolaryngol Allied Sci, 1990, 15:351-353.

[8] Stoney P, Kwok P, Hawke M. Granular myringitis: a review. J Otolaryngol, 1992, 21(2):129-135.

[9] Moser G, Emberger M, Tóth M, et al. Ectopic apocrine glands as a predisposing factor for postinfammatory medial meatal fbrosis. Otol Neurotol, 2015, 36(1):191-197.

[10] Sharon JD, Khwaja SS, Drescher A, et al. Osteoradionecrosis of

the temporal bone. Otol Neurotol,2014,35(7):1207-1217.

[11]Morgan M,Nathwani D. Facial nerve palsy and infection:the unfolding story. Clin Infect Dis,1992,14:263-271.

[12]Gondikar S,Parikh V,Parikh R. Herpes zoster oticus:a rare clinical entity. Contemp Clin Dent,2010,1(2):127-129.

[13]Kinishi M,Amatsu M,Mohri M,et al. Acyclovir improves recovery rate of facial nerve palsy in Ramsay Hunt syndrome. Aurus Nasus Larynx,2001,28:223-226.

[14]Ho T,Vrabec JT,Yoo D,et al. Otomycosis:clinical features and treatment implications.Otolaryngol Head Neck Surg,2006,135(5): 787-791.

[15]Simon F. Diagnosis and treatment of external otitis. HNO,2020, 68(11):881-888.

第4章 分泌性中耳炎

分泌性中耳炎（secretory otitis media，SOM）的漏出液（严格讲为渗出液）在中耳腔内形成。其鼓膜完整，但由于中耳积液的影响，所以鼓膜活动性差。中耳内的积液可以为浆液性的或黏液性的（图4.1至图4.7），其性质取决于分泌性中耳炎病程的长短。

儿童分泌性中耳炎的早期诊断非常重要，因为分泌性中耳炎可影响儿童的言语发育，使其学习困难的风险增高[1]。

分泌性中耳炎的发生发展可分为以下三个阶段。

·初始阶段：为中耳黏膜的病理学改变到中耳积液的开始产生。

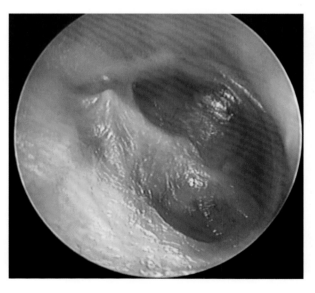

图4.1 右耳。中耳腔内可见暗黄色分泌物。初期的鼓膜变薄和内陷，出现在后下象限

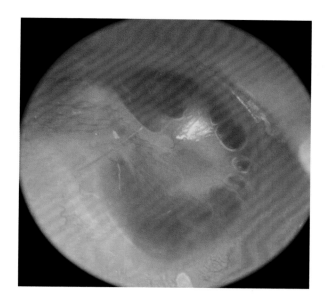

图4.2 右耳。中耳腔内可见浆液性分泌物，前下方可见气泡

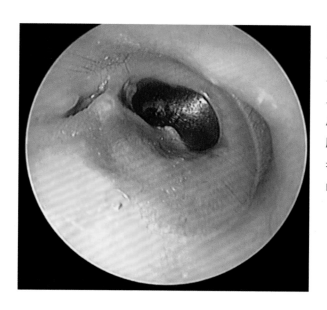

图4.3 右耳。后象限及鼓环前方的鼓膜可见钙化，鼓膜前方可见环形区域。透过鼓膜前上象限可见中耳腔内棕色液体。该患者的鼓膜硬化由之前的鼓室置管所致

·分泌阶段：积液期，中耳腔内的液体积聚。该阶段可持续数月至数年不等。

·消退阶段：积液减少。

在初始阶段,中耳黏膜转化为分泌性黏膜,形成病理性黏液腺。基底细胞分化为杯状细胞和纤毛细胞。基底细胞进一步分化成柱状细胞并向深处生长,形成两个或数个小管。在消退阶段,腺体的管腔内充满黏液,导管系统扩张。广泛分布的分泌性上皮逐步转变为非分泌性上皮[2]。

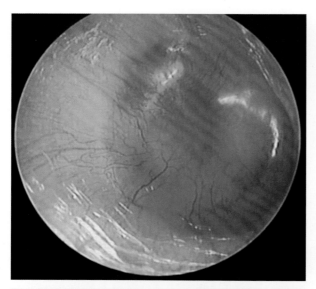

图 4.4 右耳。由于中耳腔内存在浓稠的分泌物,鼓膜呈不透明样。当鼓膜切开时,可见分泌物为浓稠的胶水样液体。此种情况也被称为胶耳

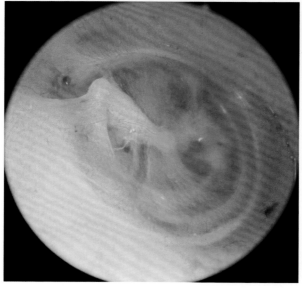

图 4.5 右耳。鼓膜内陷,并因鼓室内存在浓稠积液而显得不透明

　　在鉴别急性中耳炎和分泌性中耳炎时,关键是鼓膜的位置。急性中耳炎时,鼓膜通常呈膨胀性外凸。分泌性中耳炎时,鼓膜常内陷或处于中立位。急性中耳炎和分泌性中耳炎的鼓膜通常会增厚,因此其透明度变差。在这两种情况下,鼓膜后均可见黄色或灰色的中耳积液。当积液为黏液性时,鼓膜会失去透明特性,变得浑浊,并且变暗呈灰白色,质地增厚[3]。

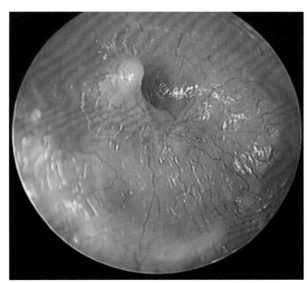

图 4.6　右耳。由于中耳腔内存在黏液性分泌物,鼓膜增厚且不透明,除前上象限轻度内陷外,几乎处于中立位

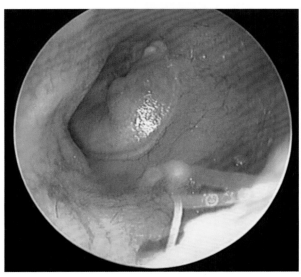

图 4.7　左耳。鼓膜增厚,不透明,后象限膨隆。由于中耳受感染,所以中耳内的分泌物为黏液性,部分为脓性

中耳内特别是其前方有时可见气泡（图4.8至图4.12），这通常是预后良好的表现，表明中耳通气功能恢复。当患者用瓦尔萨尔瓦（Valsalva）主动鼓气时，我们有时可以通过显微镜观察到气泡出现，有时也可以观察到中耳腔内积液的液平面（图4.13和图4.14）。鼓膜可内陷甚至形成内陷囊袋（图4.15和图4.16）。

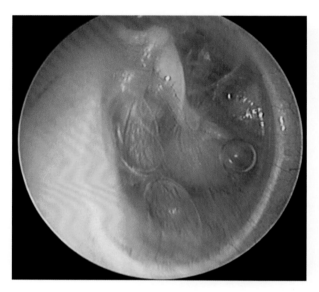

图4.8 右耳。鼓膜位于中立位，中耳腔内可见多个气泡。当患者捏鼻鼓气时，可见气泡前后移动

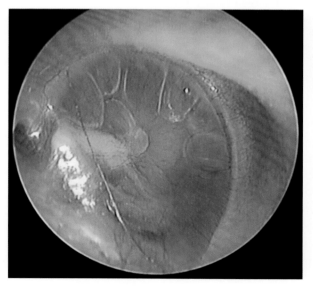

图4.9 右耳。中耳前方可见气泡。鼓膜透明，中耳内的积液为黄棕色

　　分泌性中耳炎是由咽鼓管堵塞所致的。咽鼓管堵塞的病因包括腺样体肥大（为儿童分泌性中耳炎最常见的原因）、过敏、感染或鼻咽部肿瘤等。对于成人的单侧分泌性中耳炎，须排除鼻咽部肿瘤的可能。控制咽鼓管开放肌肉的功能障碍亦可引起分泌性中耳炎，这在唇腭裂患者中常见。咽鼓管功能障碍也发生于唐氏综合征等患者中。

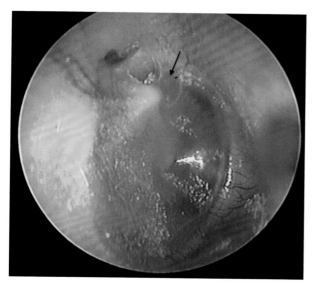

图 4.10　右耳。鼓膜处于中立位。鼓膜后部可见痂皮。鼓膜前上象限可见气泡（箭头所示）。尽管中耳存在异常，但鼓膜前下象限仍可见光锥

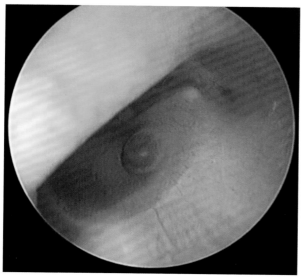

图 4.11　左耳。鼓膜后上象限可见气泡，余中耳腔可见积液

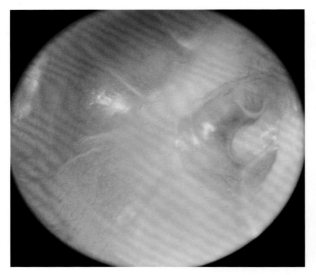

图 4.12　左耳。中耳腔内可见浆液性分泌物。所有象限内可见大气泡。在鼓膜后上象限可见内陷囊袋，紧贴在砧骨长脚上，此为鼓膜砧骨固定

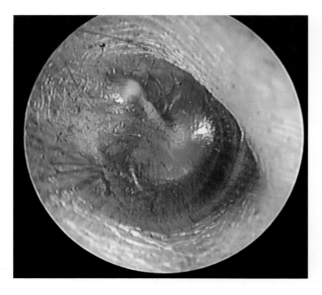

图 4.13　右耳。鼓膜前上象限可见四个气泡，其余象限内为分泌物。鼓室底部的积液更浓稠，呈棕色，并可见分层线

　　咽鼓管堵塞后，中耳腔黏膜吸收氧气后导致中耳腔内出现负压，进一步导致液体向中耳腔内渗出。中耳腔和咽鼓管黏膜的炎症导致杯状细胞化生，而杯状细胞的分泌过度又导致积液持续存在。

分泌性中耳炎可以通过耳镜检查、鼓室导抗测量和听力检测进行诊断。中耳腔内因存在液体,鼓膜不活动,为 B 型鼓室图,故听力检测为传导性听力下降。

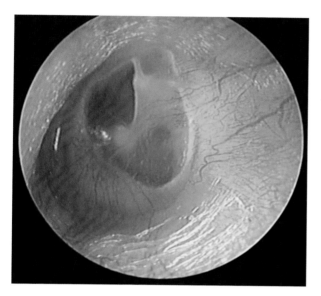

图4.14 左耳。鼓膜下象限可见积液,余中耳腔内为空气。该患者需随访约1个月,中耳腔内液体方能消退

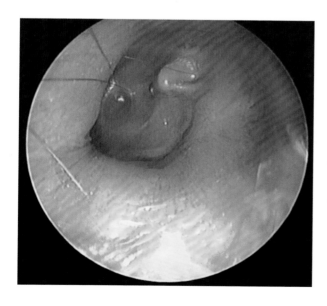

图4.15 左耳。鼓膜不透明,处于正常位置。中耳腔内为黏液。该患者诊断为复发性分泌性中耳炎。患者既往行鼓膜置管术,鼓膜前下方的小内陷囊袋即为原置管处

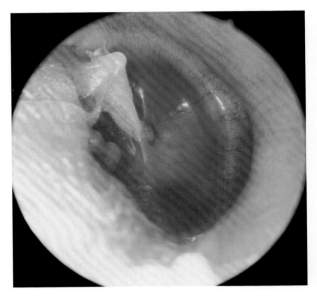

图 4.16　右耳。鼓膜内陷伴中耳腔内黄色积液。该患者存在长期咽鼓管功能障碍。鼓膜贴在镫骨头上，砧骨长脚吸收，此种情况被称为鼓膜镫骨固定

　　如果双耳分泌性中耳炎持续时间超过 3 个月，则需要行腺样体切除术和鼓室置管术（图 4.17 至图 4.19）。鼓室置管术是儿童最常见的手术。很多患儿因分泌性中耳炎反复发作而需多次手术治疗。

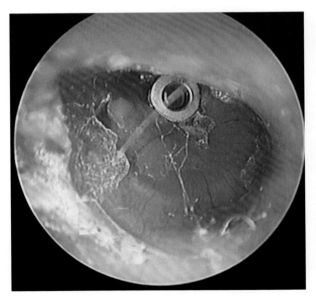

图 4.17　右耳。外耳道后壁可见痂皮。鼓膜处于正常位置，但由于分泌物有黏性，故鼓膜不透明。鼓膜前上象限置入的钛合金通风管已被排出，其下方的鼓膜已愈合。由于咽鼓管堵塞，所以分泌性中耳炎再发

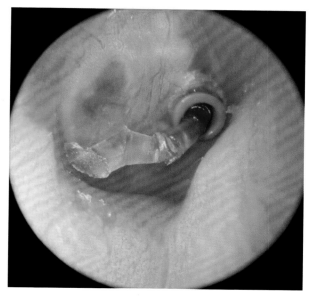

图 4.18　右耳。外耳道前壁可见小的外生性骨疣。位于鼓膜前上象限的是直径更大的、可长期放置的鼓室通风管。该患者有阿司匹林不耐受三联征，也被称为 Samter 三联征，其特征为鼻息肉、哮喘和阿司匹林不耐受。除以上症状外，该病患者因中耳腔和鼻腔黏膜（通常为呼吸道黏膜）的改变，常伴有分泌性中耳炎。虽已行鼓室置管，但鼓室黏膜仍有分泌黏液，可以见到管腔内的黏液结痂并向管外延伸

图 4.19　左耳。鼓膜前上象限可见长期放置的鼓室通风管。中耳腔发炎，通风管内可见红色肉芽（作为慢性炎症刺激的一种表现）。在大多数情况下，抗菌药物滴剂局部使用足以治愈该类慢性炎症

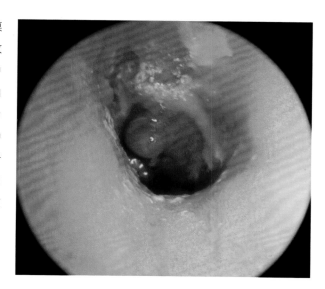

鼓室置管后的患者需防止外耳道进水,避免出现急性中耳炎。鼓室通风管形状的选择需根据置管留置时间的长短决定。鼓室通风管在放置6个月后常需取出,取出后鼓膜愈合。鼓室通风管置入1～5年后,只有36%～43%的患者可以痊愈而具有正常听力和咽鼓管功能[4]。暂时的听力改善可以降低语言发育迟滞的风险。置管后,鼓膜可以发生钙化和萎缩等改变[5]。

对于慢性分泌性中耳炎患者,鼓室通风管可长期置入,可以放置1年甚至更久(图4.20)。这种鼓室通风管的管腔通常更深,有些鼓室通风管有侧翼(T形管)以防止脱出(图4.21)。

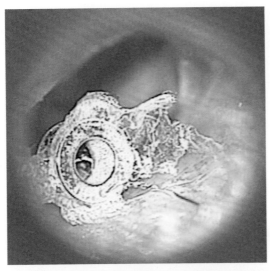

图4.20 左耳。外耳道后壁可见被排出的长期放置的鼓室通风管及痂皮。该鼓室通风管上有一根细线,可通过牵拉细线将鼓室通风管拉出外耳道

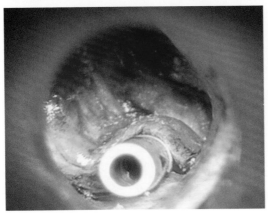

图4.21 右耳。该患者数年前发生颅底骨折。从那时起,患者的咽鼓管功能出现异常,并导致其发生慢性分泌性中耳炎。该患者中耳腔内置入了长期放置的T形管,预计放置数年

对置入鼓室通风管的患者需要进行随访。当鼓室通风管排出时,应将其取出并检查鼓膜的完整性。如鼓膜仍持续存在小穿孔,则可以采用脂肪作为移植物行鼓膜成形术。

可以有多种方法用来使中耳腔通气,包括瓦尔萨尔瓦动作和波式球咽鼓管吹张。对于儿童患者,也可以使用特殊设计的带有球囊的鼻管进行自主吹张[6]。

复发性分泌性中耳炎患者经常有多次鼓室通风管置入手术史。对于此类患者,除置入鼓室通风管外,还可以采用咽鼓管球囊扩张治疗,以获得较好的疗效[7]。

◀◀ 参考文献 ▶▶

[1] Pichichero ME. Acute otitis media: Part Ⅰ. Improving diagnostic accuracy. Am Fam Physician, 2000, 61(7): 2051-2056.

[2] Tos M. Pathogenesis and pathology of chronic secretory otitis media. Ann Otol Rhinol Laryngol Suppl, 1980, 89: 91-97.

[3] Sade J, Luntz M, Pitashny R. Diagnosis and treatment of secretory otitis media. Otolaryngol Clin North Am, 1989, 22(1): 1-14.

[4] Tos M, Poulsen G. Secretory otitis media. Late results of treatment with grommets. Arch Otolaryngol, 1976, 102(11): 672-675.

[5] Caye-Thomasen P, Stengerup SE, Jørgensen G, et al. Myringotomy versus ventilation tubes in secretory otitis media: eardrum pathology, hearing and eustachian tube function 25 years after treatment. Otol Neurotol, 2008, 29(5): 649-657.

[6] Stangerup SE, Sederberg-Olsen J, Balle V. Autoinflation as a treatment of secretory otitis media. A randomized controlled study. Arch Otolaryngol Head Neck Surg, 1992, 18(2): 149-152.

[7]Li YQ,Chen YB,Yin GD,et al. Effect of balloon dilation eustachian tuboplasty combined with tympanic tube insertion in the treatment of chronic recurrent secretory otitis media. Eur Arch Otorhinolaryngol,2019,276(10):2715-2720.

第5章　粘连性中耳炎

在发生粘连性中耳炎时,萎缩并内陷的鼓膜与中耳内侧壁之间形成粘连带[1]。鼓膜松弛部或紧张部的内陷被认为是导致中耳和上鼓室胆脂瘤形成的一种病理途径。鼓膜内陷的原因很复杂,长期的中耳负压状态是鼓膜内陷形成的主要原因。随着时间推移,砧骨和镫骨板上结构可以出现坏死。如果鼓膜黏附在砧骨上,我们称为鼓膜砧骨固定。在砧骨坏死的情况下,鼓膜与镫骨粘连,被称为鼓膜镫骨固定。伴有鼓膜内陷和鼓室不张的患者可以通过瓦尔萨尔瓦或者汤因比(Toynbee)等吹张动作促使鼓膜再膨隆。当发生晚期粘连性中耳炎(Sade分型中的Ⅳ型)时,组织学检查显示,内陷鼓膜的固有层变得非常菲薄或出现缺失,吹张操作无法实行,粘连不可逆转。

鼓膜内陷是由咽鼓管功能障碍导致中耳持续负压引起的。鼓膜与中耳黏膜之间的粘连可能是由疾病进展过程中化脓性中耳炎发作引起的。较大的内陷袋可能会引起迁移的上皮组织聚集,并导致后续胆脂瘤的形成。

根据Sade分型[2],我们把鼓膜内陷分为以下阶段:

1. 轻度鼓膜内陷(图5.1至图5.5);
2. 内陷鼓膜与砧骨或镫骨接触(图5.6至图5.13);
3. 内陷鼓膜与鼓岬接触(图5.14至图5.16);
4. 粘连性中耳炎——鼓膜与鼓岬粘连(图5.17和图5.18);
5. 不张性鼓膜出现自发性穿孔并伴脓性分泌物和息肉形成。这种情况通常出现在Ⅲ期或Ⅳ期中耳不张(图5.19至图5.24)。

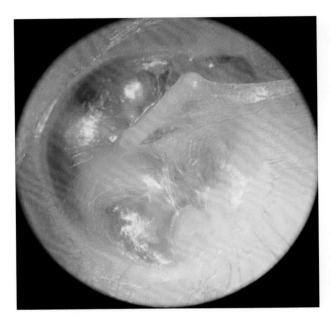

图5.1 左耳。鼓膜萎缩并轻度内陷（Sade分型I型，鼓膜紧张部内陷）

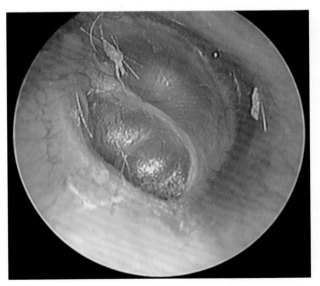

图5.2 右耳。后象限鼓膜萎缩。当使用瓦尔萨尔瓦动作鼓气时，内陷的鼓膜膨隆并超过正常位置

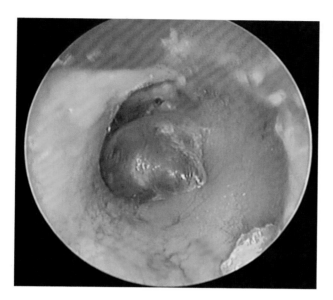

图 5.3　左耳。吹张过程中,鼓膜后部萎缩和膨隆

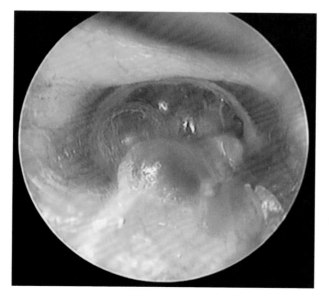

图 5.4　左耳。吹张时鼓膜膨隆的另一个例子。患者因耳部闷胀感和听力下降,经常进行瓦尔萨尔瓦动作以改善听力。需要注意的是,反复吹张可以导致萎缩的鼓膜形成大疱并发生穿孔

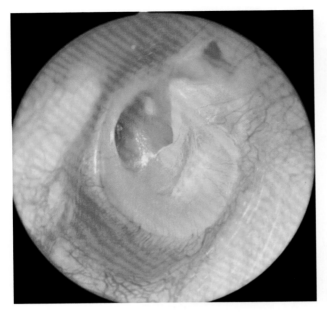

图 5.5 左耳。鼓膜前上象限萎缩内陷，内陷的鼓膜延伸至咽鼓管口（Sade 分型 I 型）

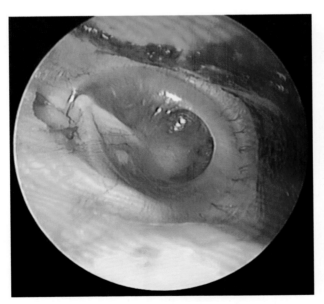

图 5.6 右耳。鼓膜中央部内陷。通过鼓膜内陷可以看到中耳积液和前上象限的气泡。鼓膜与砧骨长脚接触——鼓膜砧骨固定

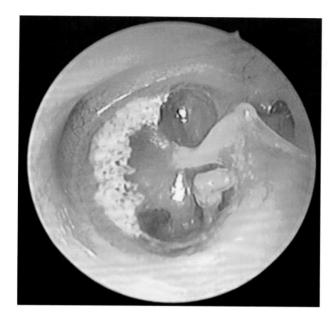

图 5.7 左耳。鼓膜上部内陷，下半部可见白色鼓膜硬化斑块。鼓膜黏附于砧骨和镫骨——鼓膜砧骨镫骨固定

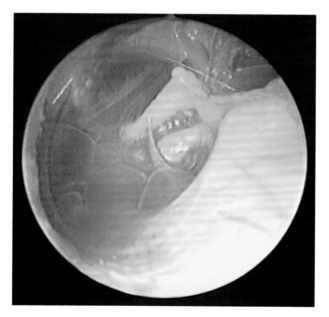

图 5.8 左耳。鼓膜整体内陷，中耳可见气泡。鼓膜黏附于砧骨长脚——鼓膜砧骨固定

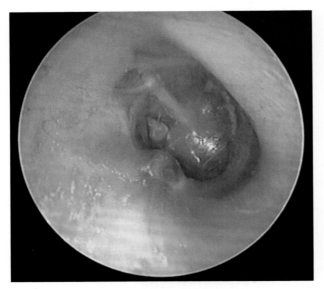

图5.9 右耳。与图5.8类似。鼓膜后部内陷形成鼓膜砧骨固定。鼓环处可见肉芽组织,内陷袋未见明显炎症

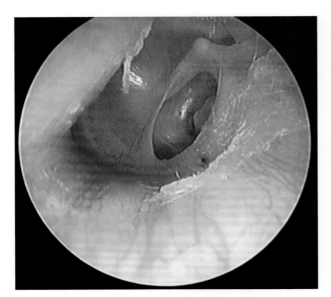

图5.10 左耳。内陷袋局限于鼓膜的后上象限。内陷袋的底部不完全可见,但干燥。砧骨长脚仍然存在——鼓膜砧骨固定

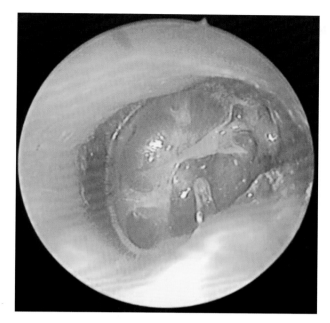

图 5.11　左耳。内陷袋位于鼓膜的后上象限，并延伸到上鼓室。砧骨的长脚完全吸收——鼓膜镫骨固定。鼓膜松弛部也最大限度内陷（Tos 分型 Ⅱ 型）

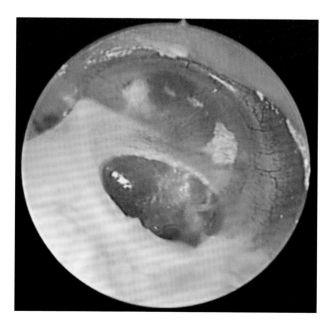

图 5.12　右耳。鼓膜后象限的干燥内陷袋。砧骨长脚和镫骨部上结构缺失

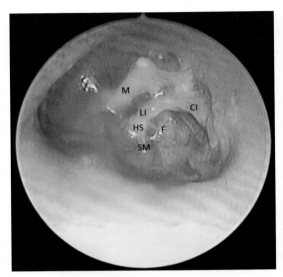

图 5.13　左耳。鼓膜后上象限的内陷袋延伸至上鼓室。M：锤骨（malleus）；CI：砧骨体（corpus of the incus）；LI：砧骨长脚（long process of the incus）；F：面神经（facial nerve）；HS：镫骨头（head of the stapes）；SM：镫骨肌（stapedial muscle）

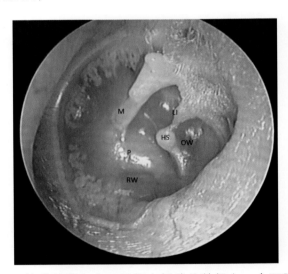

图 5.14　左耳。鼓膜黏附在中耳后部内侧壁的鼓岬上。中耳腔前部有一些液体。后部可见鼓膜镫骨固定，砧骨长脚的远端被吸收（Sade 分型 Ⅲ 型）。M：锤骨（malleus）；LI：砧骨长脚（long process of the incus）；OW：椭圆窗（oval window）；P：鼓岬（promontory）；RW：圆窗（round window）

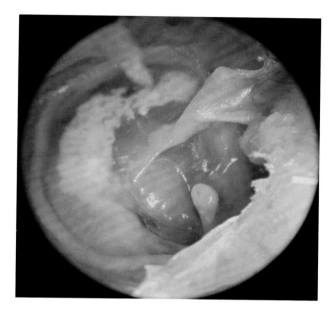

图 5.15　左耳。鼓膜与鼓膜后象限鼓岬粘连。砧骨长脚吸收——鼓膜镫骨固定。鼓膜的前象限可见鼓膜硬化灶，硬化灶的出现阻碍了鼓膜变薄和内陷（Sade 分型 Ⅲ 型）

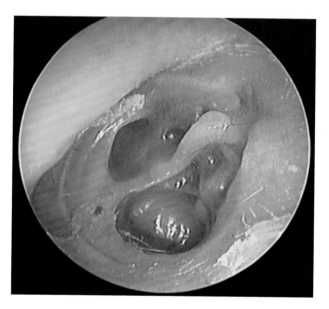

图 5.16　左耳。粘连主要发生在中耳上部，锤骨柄居中，听骨仍然是完好的

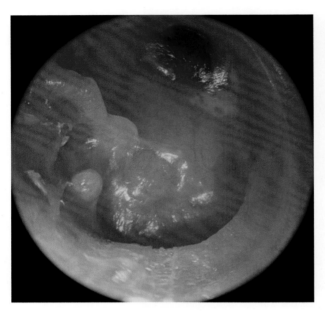

图 5.17 右耳。鼓膜完全黏附在中耳内侧壁上。砧骨的长脚被吸收，存在鼓膜镫骨固定（Sade分型Ⅳ型）。透过鼓膜可以看到前下象限的咽鼓管鼓室口

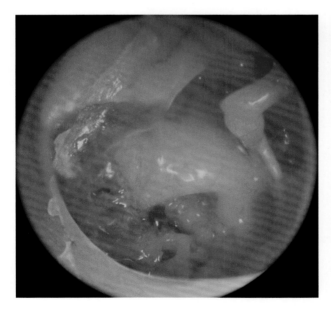

图 5.18 左耳。鼓膜黏附在鼓岬上，听骨仍然完好（Sade分型Ⅳ型）

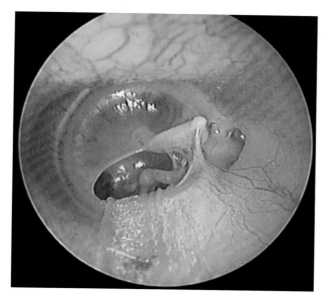

图 5.19　左耳。中耳后部的内陷袋。听小骨仍然完好。由于上皮层形成内陷袋,而内陷袋的底部无法窥及,使鼓膜看起来像是存在穿孔(Sade 分型Ⅳ型)。上鼓室亦可见内陷袋

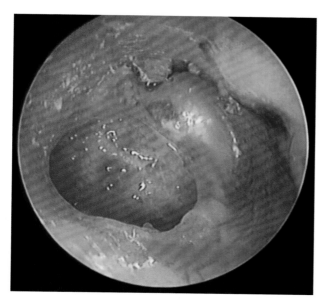

图 5.20　右耳。Sade 分型 Ⅴ 型粘连性中耳炎的另一个例子。中耳后部的大内陷袋延伸至上鼓室后部。砧骨长脚和镫骨上部结构吸收。卵圆窗内可见肉芽组织

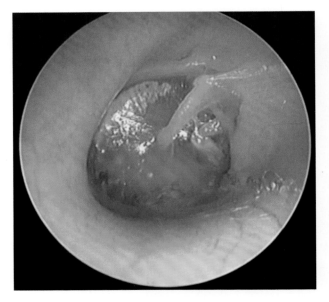

图 5.21　左耳。鼓膜砧骨镫骨固定，内陷袋并不明显可见，但根据内陷的上皮线来看，似乎有穿孔（Sade 分型 V 型）

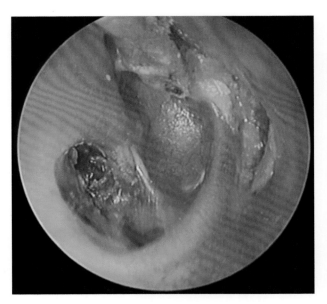

图 5.22　右耳。鼓膜与中耳内壁粘连，内陷袋中有脓性物和干痂（Sade 分型 V 型）

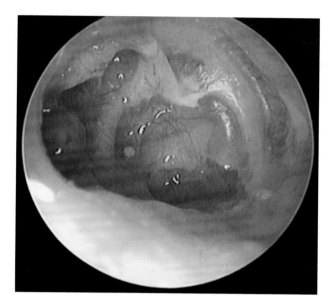

图 5.23　右耳。粘连性中耳炎的最后阶段：鼓膜黏附在中耳的内侧壁上。锤骨柄也黏附在内侧壁上。可能由于不可见的内陷部分存在炎症，导致耳内潮湿

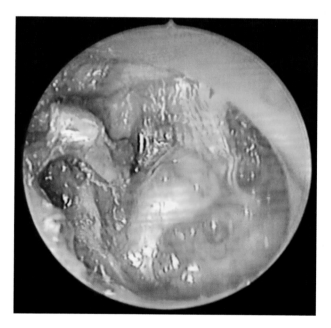

图 5.24　右耳。粘连性中耳炎最后阶段的另一个例子。鼓膜完全不张，砧骨和镫骨上部结构吸收。可见脓性物，在中耳上部和上鼓室可见干痂

　　对粘连性中耳炎或鼓膜内陷的治疗取决于鼓膜内陷程度、听力损失情况和患者需求。对于中度内陷（1～2 期）的患者，可以定期随访。对于存在角化物堆积和耳漏的患者，可进行手术修复。

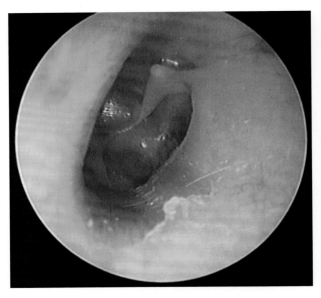

图 5.25　左耳。除中耳后部紧张部内陷袋外，上鼓室也有一个小内陷（Tos 分型 Ⅰ 型），上鼓室外侧壁或盾板未被侵蚀

　　Sade 在提出这种分型时即指出：内陷囊袋的分类并不十分精确，不同阶段的中间状态确实存在。1976—2007 年，出现了 12 种用来描述鼓膜内陷程度的不同的分期系统，其中 Charachon、Dornhoffer、Borgstein 和 Tran Ba Huy 提出的分级系统提到了鼓膜内陷袋底部的可见性及角化物积聚情况（图 5.26 至图 5.29）。

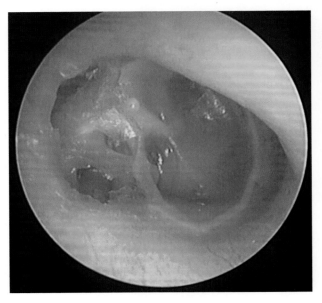

图 5.26　右耳。除 2 期紧张部内陷伴鼓膜砧骨固定外，上鼓室可见内陷袋。部分上鼓室外侧壁侵蚀（Tos 分型 Ⅲ 型）

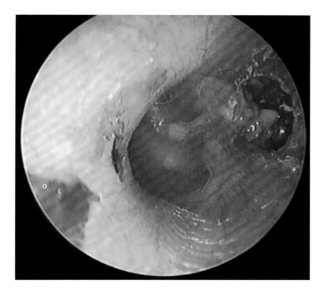

图 5.27 左耳。上鼓室缺损。锤骨头部分吸收。内陷的上部无法窥及(Tos 分型 Ⅳ 型)

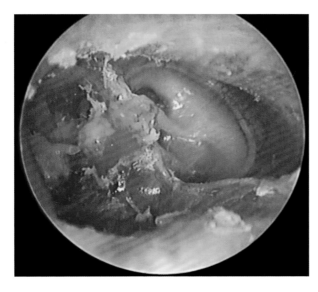

图 5.28 右耳。巨大的上鼓室缺损,锤骨头和砧骨体缺失。角化物积聚在内陷袋底部,但无法观察到其累及范围(Tos 分型 Ⅳ 型)

　　长期的鼓膜置管可以用来治疗粘连性中耳炎,而常规的鼓膜置管可能无法阻止该病的最终进展。有报道称经鼓环置管可以取得较好的治疗效果(图 4.21)[4]。置管同时,2 级和 3 期内陷袋可以同期切除[5]。

　　如果砧骨的长脚甚至镫骨板上结构缺失,则需要行鼓室成形

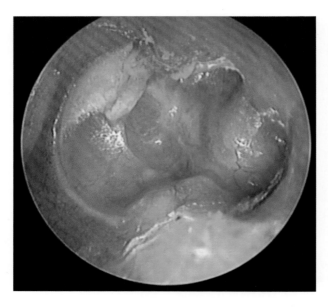

图 5.29　左耳。偶然发现的病例。上鼓室可见很大缺损，砧骨缺如。患者从未接受过手术，但在童年时曾患有中耳炎。缺损腔是清洁的。这种情况被称为自发性上鼓室切开

术和听骨链重建术。气骨导差＞20dB，是手术指征之一。自从使用软骨作为鼓膜修复的材料后，术后内陷再发的概率明显降低。同期行咽鼓管球囊扩张术亦可改善手术预后[6]。

松弛部内陷由Tos进行分型。分型如下：Ⅰ型为上鼓室小内陷；Ⅱ型为最大限度松弛部内陷，鼓膜被覆锤骨颈；Ⅲ型代表Ⅱ型伴上鼓室外侧壁侵蚀；Ⅳ型代表内陷袋内有深不及的角化物积聚[7]。

Sade和Tos的分期系统取决于鼓膜内陷的进展程度以及是否累及中耳其他结构。尽管这两个分期系统都设计得很好，并且已经使用了多年，但在临床上应用时仍会存在问题[8]。

◀◀◀ **参考文献** ▶▶▶

[1]Cawthorne T. Chronic adhesive otitis. J Laryngol Otol, 1956, 70 （10）:559-564.

[2]Sade J, Avrallam S, Brown M. Atelectasis, retraction pockets and cholesteatoma. Acta Otolaryngol, 1981, 92(5-6):501-512.

［3］Alzahrani M, Saliba I. Tympanic membrane retraction pocket staging: is it worthwhile? Eur Arch Otorhinolaryngol, 2014, 271(6): 1361-1318.

［4］Ciodaro F, Cammaroto G, Galletti B, et al. Subannular T-tubes for the treatment of adhesive otitis media. B-ENT, 2016, 12(2): 131-135.

［5］Rath G, Gerlinger I, Csaknyi Z, et al. Transmeatal excision of parstensa retraction pockets with simultaneous ventilation tube insertion in children: a prospective study. Eur Arch Otorhinolaryngol, 2011, 268(11): 1549-1556.

［6］Si Y, Chen Y, Xu G, et al. Cartilage tympanoplasty combined with eustachian tube balloon dilatation in the treatment of adhesive otitis media. Laryngoscope, 2019, 129(6): 1462-1467.

［7］Tos M, Poulsen G. Attic retractions following secretory otitis. Acta Otolaryngol, 1980, 89(5-6): 479-486.

［8］Pothier DD. The Sade and Tos staging systems: not adequately reliable methods of staging retraction of tympanic membrane? Clin Otolaryngol, 2009, 34(5): 506-507.

第6章 急性和慢性中耳炎

中耳炎是儿童最常见的疾病之一,也是儿科医师给患儿开具抗菌药物处方最常见的原因。据估计,发达国家的儿童在2岁前使用抗菌药物平均6~7周。城市居住的儿童,约90%曾经患过急性中耳炎。

尽管急性中耳炎可以发生在成年期,但大多数发生在儿童时期。鼓膜切开术在中耳炎治疗中占有重要地位,也是美国全身麻醉下最常见的手术。中耳炎也被认为是COVID-19的临床表现或相关症状之一[1]。

◀◀◀ 6.1 定 义 ▶▶▶

中耳炎(otitis media,OM)是中耳的一种炎症性状态,与鼓室内积液相关。中耳炎与上呼吸道感染和咽鼓管功能障碍有关。

根据中耳积液的类型,中耳炎可进一步分为浆液性、黏液性和化脓性。临床上,中耳炎被分为分泌性中耳炎、急性中耳炎(acute otitis media,AOM)和慢性化脓性中耳炎(chronic suppurative otitis media,CSOM)。慢性化脓性中耳炎是急性中耳炎反复发作的并发症,其定义为鼓膜穿孔伴耳漏症状持续时间超过6周。

急性中耳炎是由中耳的微生物感染引起的一种炎症性状态,中耳腔常常出现脓液。

急性中耳炎的特征还包括急性出现的耳痛和鼓膜充血。儿童的耳痛常伴有发热。该病通常是自限性的,可在8～10天缓解。

◀◀ 6.2　风险因素 ▶▶

导致中耳炎的已知因素如下:

· 性别(男性儿童更常见);

· 多孩家庭;

· 上幼儿园;

· 中耳炎既往病史;

· 使用奶瓶;

· 家中有吸烟者;

· 未接种肺炎球菌疫苗。

遗传性因素包括免疫反应不良,中耳、腭或咽鼓管发育异常。

罕见原因有卡塔格内综合征(Kartagener syndrome)和囊性纤维化。可增加中耳炎风险的社会经济因素包括人口过剩、饮食不良和就医条件差。

最近研究发现,在黏蛋白糖基化中起重要作用的聚糖转移酶FUT2基因变异与中耳炎易感性相关[2]。

由种族因素导致的咽鼓管解剖和颅底结构的差异也影响中耳炎的发生频率(如中耳炎在美国原住民中更常见)。食入性和吸入性过敏原以及胃食管反流也可能促发中耳炎,但它们的确切影响尚未得到证实。

◀◀ 6.3　急性中耳炎的发病机制 ▶▶

与成人相比,儿童的咽鼓管更短、更平直,细菌、病毒更易通过咽鼓管进入中耳,从而促进分泌性中耳炎的发生。在上呼吸道病毒感染期间,鼻咽部黏液分泌增加。病毒性鼻炎导致局部炎性出现,致使防止细菌黏附和生长的黏液纤毛运输系统受损,微生物在鼻咽部黏附并生长。当咽鼓管暂时开放时,鼻咽部的微生物会反流到中耳。细菌在中耳黏膜定植与黏附后,发生急性中耳炎。

引起急性中耳炎的常见细菌有肺炎链球菌(12%)、不定型的流感嗜血杆菌(56%)和卡他莫拉菌(22%)。自从使用接种疫苗以来,肺炎链球菌相关感染的发病率已显著下降。在使用疫苗之前,肺炎链球菌感染的发病率要高得多(为35%)。现在,不定型的流感嗜血杆菌是最常被分离出来的菌株。流感嗜血杆菌疫苗是用于预防肺炎和脑膜炎的儿童标准疫苗的一部分,其包含的血清型为 B 型,此型并不是导致急性中耳炎的血清型[3]。针对嗜血杆菌和卡他莫拉菌的疫苗也在研发中。到1995年,已经有25%的链球菌对青霉素耐药,有很高比例的嗜血杆菌和卡他莫拉菌可以产生 β-内酰胺酶。在复发性急性中耳炎并行腺样体切除的患儿,腺样体标本中发现大量细菌定植。抗菌药物在急性中耳炎患者中的广泛使用,也增加了鼻咽部耐药微生物携带的机会,这又促进了耐药菌向其他个体传播。抗菌药物的使用会增加耐药,耐药的出现又反过来增加抗菌药物的使用率和治疗失败率[4]。腺样体免疫功能丧失和鼻咽部细菌定植是急性中耳炎发生发展的重要因素。

嗜血杆菌属的急性中耳感染可大幅增加黏膜分泌能力,这种分泌增强可持续到急性发病后数月。肺炎链球菌可引起明显的骨组织结构改变,并最终导致骨生成。卡他莫拉菌引起的中耳改变轻微[5]。

对于可能自行好转的急性中耳炎患儿,仅进行观察随访而不使用抗菌药物治疗,可减少抗菌药物的常见不良反应的发生,如腹泻和接触性皮炎。

由于急性中耳炎可能被上呼吸道感染症状所掩盖,所以其临床诊断较为困难。与急性中耳炎相关的全身体征包括发热、耳痛、耳漏、易激惹和传导性听力减退。鼓膜肿胀、充血,中耳标志因不透明的积液而显示不清(图6.1至图6.5)[6]。鼓膜的血管分布明显。一旦鼓膜穿孔,脓液流至外耳道,耳痛立即停止。穿孔有时很小,只有将外耳道脓液吸除和清理干净才能看到。

急性中耳炎的诊断基于耳镜检查和鼓膜功能测试(鼓气耳镜检查和鼓室压力测定)。在对儿童进行检查时,需要检查者经验丰富,同时需要用器械清理外耳道耵聍,还需要医护与家长的良好合作。

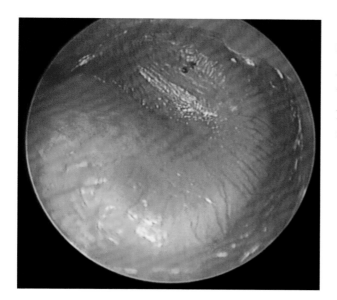

图 6.1 右耳。鼓膜略膨隆,浑浊,鼓环周围可见明显的血管分布。整个中耳充满脓液,无法识别中耳的标志物

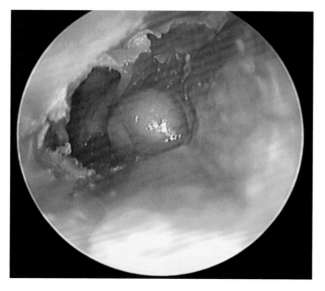

图 6.2 左耳。鼓膜红肿,表面有一层薄薄的脓液。后上象限靠近穿孔处可见一个充满脓液的大疱。外耳道的皮肤也是红肿的

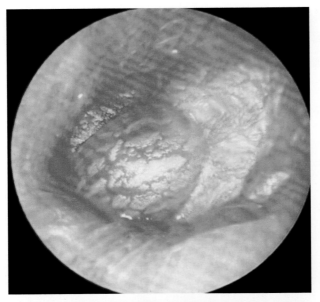

图 6.3 左耳。鼓膜红肿，大疱几乎占据了整个鼓膜，表皮破裂。大疱内极有可能是血性的分泌物

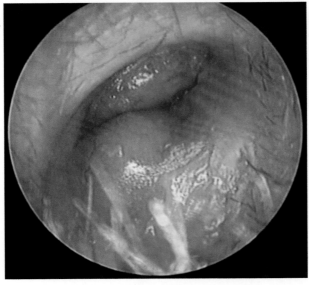

图 6.4 左耳。另一例浑浊的鼓膜，鼓膜后部膨隆明显，上部红肿

鼓气耳镜是鉴别急性中耳炎与分泌性中耳炎的最佳工具。在鼓气耳镜检查过程中，负压下鼓膜移动度减小是分泌性中耳炎的特异体征。鼓室压力检测也有助于疾病的诊断。曲线平坦的 B 型鼓室图表明中耳内积液导致鼓膜活动度降低。耳镜联合鼓室声导抗测定可将急性中耳炎诊断的敏感性和特异性提高至 90%。

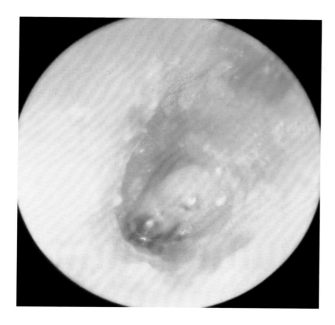

图 6.5　左耳。鼓膜增厚、红肿。在鼓膜后部,息肉样黏膜从穿孔处突出,并有脓液从穿孔处渗出。乳突也可见炎性改变

听力检查提示 20～40dB 的传导性听力损失,但这对急性中耳炎的初步诊断并不重要。病史应包含对中耳炎有关风险因素的询问。

对于患儿来讲,不使用抗菌药物观察(观察等待)是个重要的治疗决策。一般而言,6 月龄以下的急性中耳炎患儿有重度症状(中度或重度耳痛,耳痛时间超过 48 小时,或发热体温超过 39℃),无论是双侧还是单侧发病,都应使用抗菌药物;对于 24 月龄以下的双侧发病患儿以及症状发作后 48～72 小时内无改善的年长儿童,也应使用抗菌药物。如果决定使用抗菌药物且患儿急性中耳炎发作持续超过 30 天,没有 β-内酰胺耐药流感嗜血杆菌引起的化脓性结膜炎,则应给予阿莫西林治疗[90mg/(kg·d),分两次给药]。如果距离最后一次感染时间不足 30 天或合并化脓性结膜炎,则应使用阿莫西林＋克拉维酸盐。如果对青霉素过敏,可使用大环内酯类药物。

急性中耳炎使用抗菌药物的目的是对中耳积液进行杀菌。抗菌药物在中耳积液中的浓度需要高于病原体最低抑菌浓度,并在整个治疗过程中保持在该浓度以上。两岁以下儿童的疗程应为

10 天，2～5 岁儿童的疗程应为 7 天，6 岁及以上儿童的疗程应为5～7 天。

未来，经鼓室给药而无须全身使用抗菌药物和手术的治疗方式有可能从根本上改变儿童急性中耳炎的治疗模式。这种方式可以使较高剂量的抗菌药物通过局部给药进入中耳，避免全身性副作用。

◀◀◀ 6.4 复发性急性中耳炎 ▶▶▶

复发性急性中耳炎定义为在 6 个月内至少有 3 次急性中耳炎发作或在 12 个月内有 4 次急性中耳炎发作。大多数急性中耳炎患者治愈后无并发症，但 10%～20% 的患者可发展至慢性中耳炎。复发性急性中耳炎患者发展至慢性中耳炎的风险更高。第一步应去除儿童生活环境中的风险因素。中耳持续炎症会对内耳造成中毒性损害——耳毒性。较长时间的听力丧失可能影响语言发育。在发展中国家，中耳炎仍然是听力损失的主要原因之一，这其实是可以预防的。

由于细菌耐药性不断增长，所以不建议长期应用抗菌药物进行预防性治疗。对于复发性急性中耳炎，更建议早期外科干预，而不是反复使用抗菌药物。推荐的治疗是置入鼓膜通风管；对于18 月龄以上的患儿，可以行腺样体切除手术。

◀◀◀ 6.5 急性中耳炎的并发症 ▶▶▶

急性中耳炎最常见的并发症是急性乳突炎（图 6.6 和图 6.7）。由于耐药菌的出现，所以急性乳突炎的发病率未来也可能上升。急性乳突炎患者在临床上可观察到耳后肿胀，并伴有皮肤红肿、触痛，常会出现发热、耳痛和头痛，及外耳道流脓。病情加重可导致骨膜下脓肿。一旦出现骨膜下脓肿，必须手术切开乳突并引流

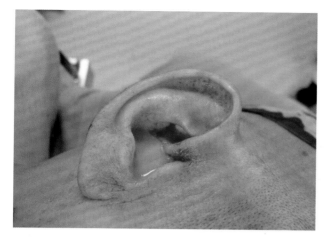

图 6.6　右耳。右耳廓因耳后肿胀而向前凸出。外耳道口填满了脓液。患者有中耳乳突炎并伴发了骨膜下脓肿

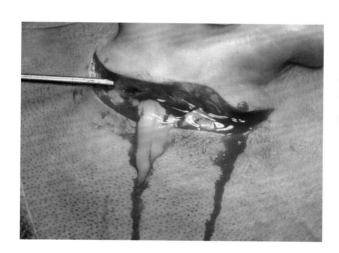

图 6.7　与图 6.6 相同的患者。骨膜下脓肿。耳后区域切开，脓液溢出。脓液培养出肺炎链球菌

脓肿。对于没有骨膜下脓肿的单纯性乳突炎病例，在鼓膜切开置管的同时进行抗菌药物治疗通常是有效的。

急性中耳炎的其他并发症可能有硬膜外和硬膜下脓肿、脑和小脑脓肿、Bezold脓肿、迷路炎、脑膜炎、面瘫、乙状窦血栓形成和非常罕见的 Gradenigo 综合征[3]。

◀◀◀ 6.6 慢性化脓性中耳炎 ▶▶▶

慢性化脓性中耳炎（chronic suppurative otitis media, CSOM）是指慢性耳漏伴鼓膜穿孔且药物治疗无效的中耳炎。根据世界卫生组织的定义，慢性化脓性中耳炎有持续2周的耳漏。据估计，在5岁以下的儿童中，每年约有2万人死于慢性化脓性中耳炎的并发症。慢性化脓性中耳炎也是发展中国家民众出现听力损失的主要原因。大多数慢性化脓性中耳炎患者生活在西太平洋地区、东亚和非洲。分泌物可自鼓膜穿孔或鼓膜通风管（tympanic tube, TT）流出形成耳漏。慢性化脓性中耳炎可以是急性中耳炎的并发症。慢性化脓性中耳炎的病原菌与急性中耳炎不同，最常见的病原菌为铜绿假单胞菌、金黄色葡萄球菌、变形杆菌属、肺炎克雷白杆菌、白喉类杆菌和厌氧菌。它们都是难以根除的机会致病菌。细菌通过外耳道进入中耳。虽然耵聍含有许多抗菌物质，但其对假单胞菌的有效性较低。湿热增加了这些微生物在外耳道和中耳中生长的倾向。细菌产生的毒素可通过圆窗膜，并引起感音神经性听力损失。慢性化脓性中耳炎的颅内并发症包括脑膜炎，硬膜下、硬膜外和脑脓肿，脑炎，乙状窦血栓形成和耳源性脑水肿等。

在耳镜检查中，我们通过穿孔的鼓膜可以看到分泌物，分泌物可以是脓性、黏液性、浆液性或浆液出血性的。鼓膜增厚、红肿。肉芽组织可越过穿孔并累及鼓膜表面。中耳黏膜水肿增生，可为息肉样（图6.8至图6.14）。慢性化脓性中耳炎的治疗是局部抗菌药物滴剂单独使用或与全身抗菌药物联合使用。由于氨基糖苷滴剂可能具有耳毒性，故不推荐使用。局部使用环丙沙星滴剂是一种安全的选择。对存在肉芽组织的病例，应进行活检。如果未发现胆脂瘤或肉芽组织，则应考虑基于细菌培养结果的药物治疗。若药物治疗无效，则应行中耳乳突手术治疗。

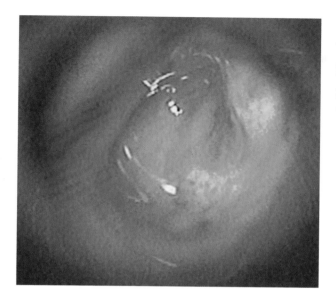

图6.8 左耳。清理前的慢性耳漏患者。鼓膜肿胀，被脓性分泌物覆盖，后半部分可见

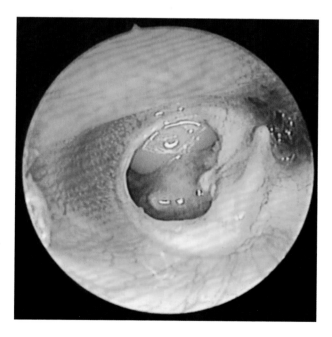

图6.9 左耳。慢性化脓性中耳炎鼓膜下方穿孔。中耳黏膜充血肿胀。在中耳前部可以看到黏液样分泌物积聚

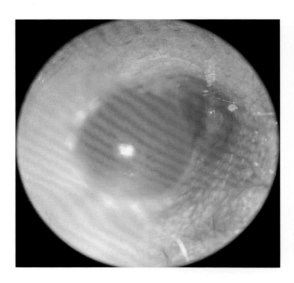

图 6.10　左耳。整个外耳道几乎被息肉样组织阻塞，周围有脓性分泌物。息肉来源于后象限的内陷袋。切除息肉后，还需要排除胆脂瘤

药物治疗成功后，耳漏停止，我们可以观察到干性的鼓膜穿孔。由于穿孔与外耳道相通，所以随着中耳感染的加重，耳漏可再次发生。慢性中耳炎的鼓膜穿孔通常不能自愈。上皮也可从鼓膜穿孔的边缘向鼓膜下方生长，导致胆脂瘤生成（图 6.15）。我们需要区分边缘穿孔和中央性穿孔。边缘穿孔位于鼓环附近，穿孔边缘下方更易出现上皮生长（图 6.15 和图 6.16）。从穿孔的位置来看，穿孔可能位于鼓膜的后方、下方、前方或全部（图 6.17 至图 6.27）。

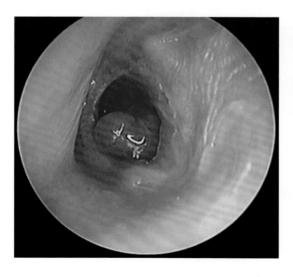

图 6.11　左耳。慢性化脓性中耳炎患者鼓膜下部穿孔。穿孔处可见小息肉。鼓膜表面和外耳道后壁被脓性分泌物覆盖

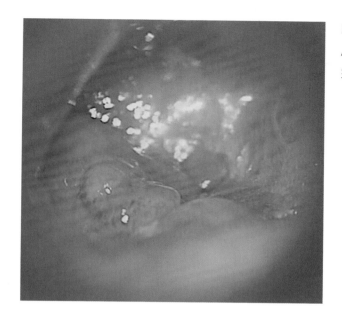

图 6.12　左耳。鼓膜后下象限穿孔处突出的肉芽组织

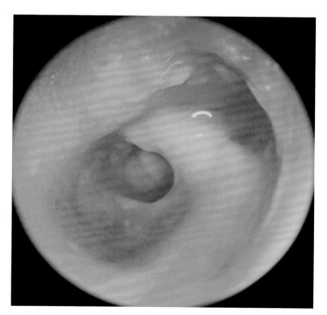

图 6.13　左耳。慢性化脓性中耳炎，在中耳、鼓膜和外耳道内均有脓性分泌物。穿孔位于鼓膜前下象限，残余鼓膜红肿

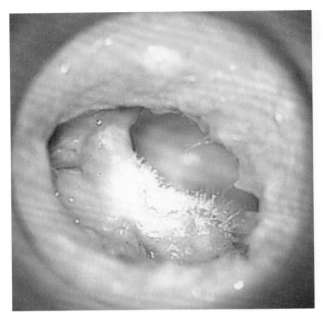

图 6.14　右耳。外耳道可见脓性分泌物，分泌物表面可见真菌。患者有鼓膜穿孔和持续中耳溢液

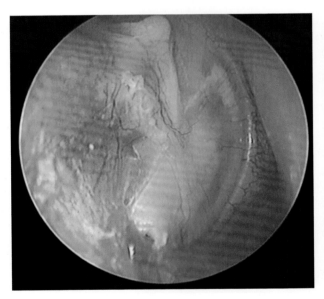

图 6.15　右耳。鼓膜后下象限边缘性穿孔。白色上皮延伸至鼓膜内侧下方

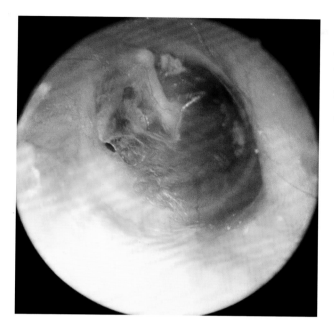

图 6.16 右耳。鼓膜萎缩,后上象限有边缘性穿孔。穿孔是干燥的,无任何上皮长入

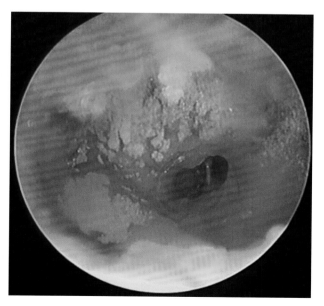

图 6.17 左耳。鼓膜后上象限穿孔。通过穿孔可以看到镫骨肌。穿孔边缘有肉芽组织。患者接受了局部环丙沙星滴剂治疗,鼓膜表面可见其结晶

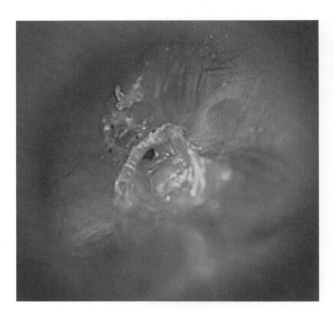

图 6.18 左耳。鼓膜后上象限覆盖着穿孔自发愈合时出现的痂皮

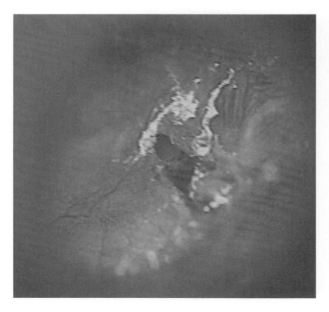

图 6.19 左耳。同图 6.18 患者。去除痂皮后,穿孔仍然存在。穿孔边缘周围的上皮影响其愈合

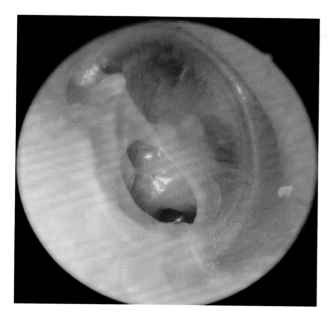

图 6.20　右耳。鼓膜后部干性穿孔。通过穿孔可辨认出砧镫关节及其下方的圆窗龛

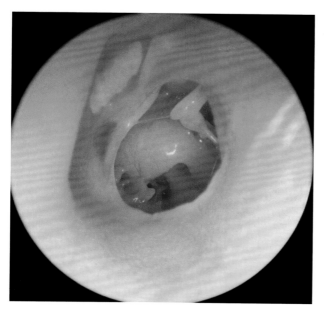

图 6.21　左耳。鼓膜后部干性穿孔。通过穿孔可以看到完整的听骨链，以及鼓岬和圆窗龛。鼓膜前上象限可见钙化斑

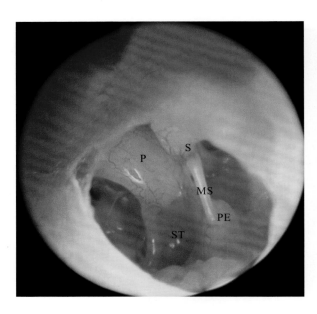

图6.22 左耳。鼓膜后上象限穿孔。通过穿孔可以看到锥体隆起（pyramidal eminence, PE）、镫骨肌（stapedial muscle, SM）、镫骨（stapes, S）、鼓岬（promontory, P）和鼓室窦（sinus tympani, ST）

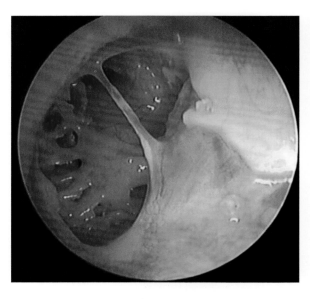

图6.23 左耳。鼓膜下方干性穿孔。结缔组织带将鼓膜脐部与穿孔的前缘连接起来。通过穿孔可见下鼓室气房

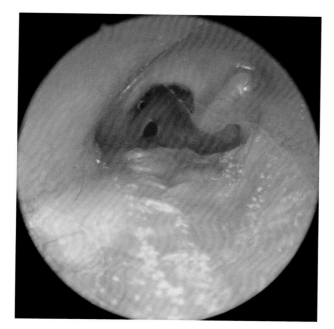

图 6.24　左耳。鼓膜下方肾形区域萎缩菲薄。前部可观察到三个小穿孔

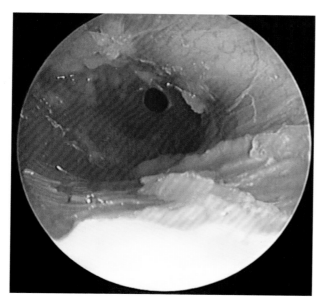

图 6.25　右耳。鼓膜和外耳道被脓性分泌物覆盖。鼓膜前下象限有一个小的圆形穿孔

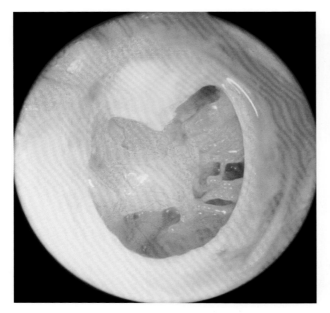

图 6.26 右耳。鼓膜次全大穿孔,残余鼓膜硬化,锤骨柄的远端被吸收,但在中耳的后上部可辨认出砧骨长脚

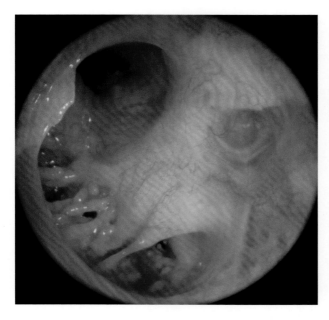

图 6.27 左耳。鼓膜完全性穿孔,咽鼓管鼓室口位于中耳前部,听骨链缺失,锤骨柄缺如

　　耳镜检查时,需要检查鼓膜穿孔的位置、大小;如果有可能,对听骨链状况都要进行详细描述。这些信息对于鼓室成形术手术方案的制定是十分重要的。

◀◀ 6.7 鼓室硬化 ▶▶

鼓室硬化是指由胶原纤维增厚、融合形成的均匀团块样物质，钙和磷酸盐晶体最后沉积于细胞内外。

鼓室硬化的发病机制可能是基于复发性中耳炎后愈合过程中的炎症反应或者一种特殊形式的瘢痕组织。病变可以局限于鼓膜（鼓膜硬化）（图6.28至图6.30）或存在于中耳和鼓膜（图6.31和图6.32）。鼓膜硬化经常出现在鼓室置管术后。

中耳受累患者通常有较大的气骨导差和传导性听力损失。听骨链固定常常是由于前庭窗龛内镫骨周围沉积物堆积。如果患者存在鼓膜穿孔，可以分两个阶段进行手术，先闭合穿孔，再行镫骨切除术。术后效果不一，经常有失败的案例出现。因此，佩戴助听器成为患者的另一种选择。

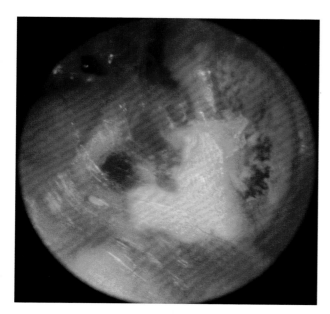

图 6.28 右耳。鼓膜上有一个大钙化斑，仅有部分锤骨柄可以识别。患者有轻度传导性听力损失

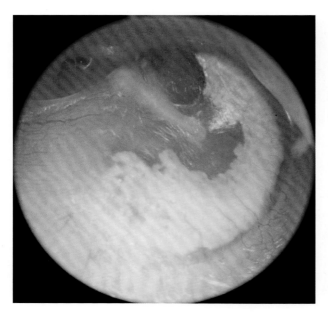

图 6.29 右耳。患者既往行鼓膜置管术,鼓膜可见呈肾形硬化斑,仅中央部透明

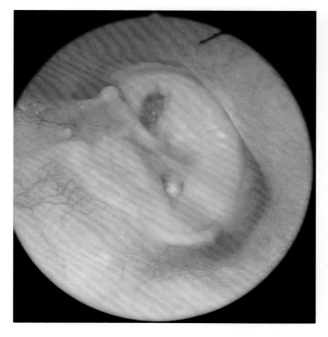

图 6.30 右耳。整个鼓膜被钙化斑占据

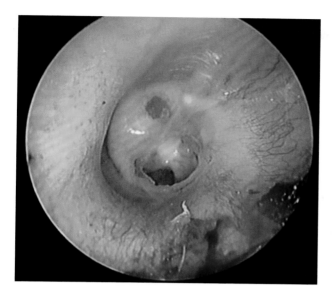

图 6.31　左耳。鼓膜前部几乎完全硬化，后部可见穿孔。白色钙化斑通过穿孔延伸至前庭窗龛。患者的气骨导差很大

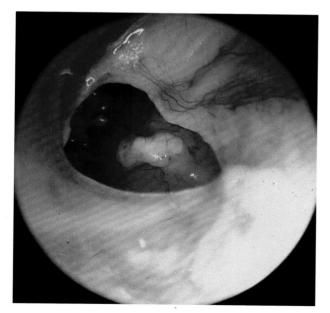

图 6.32　左耳。鼓膜下部穿孔，其余部分均呈白色和硬化状态。通过穿孔可见鼓岬处的钙化斑。患者的中耳也存在硬化性改变，听骨链是固定的

▷◀◀ 参考文献 ▶▶▷

[1] Raad N, Ghorbani J, Mikaniki N, et al. Otitis media in coronavirus disease 2019: a case series. J Laryngol Otol, 2021, 135(1): 10-13.

[2] Santos-Cortez RLP, Chiong CM, Frank DN, et al. FUT2 variants confer susceptibility to familial otitis media. Am J Hum Genet, 2018, 103: 679-690.

[3] Leichtle A, Hoffmann TK, Wigand MC. Otitis media: defnition, pathogenesis, clinical presentation and therapy. Laryngorhinootologie, 2018, 97(7): 497-508.

[4] Dagan R. Treatment of acute otitis media—challenges in the era of antibiotic resistance. Vaccine, 2000, 19(Suppl 1): S9-S16.

[5] Cayé-Thomasen P, Tos M. Histopathologic differences due to bacterial species in acute otitis media. Int J Pediatr Otorhinolaryngol, 2002, 63(2): 99-110.

[6] Isaacson G. Otoscopic diagnosis of otitis media. Minerva Pediatr, 2016, 68(6): 470-477.

[7] Rosa-Olivares J, Porro A, Rodriguez-Varela M, et al. Otitis media: to treat, to refer, to do nothing: a review for the practitioner. Pediatr Rev, 2015, 36(11): 480-486.

[8] Shirai N, Preciado D. Otitis media: what is new? Curr Opin Otolaryngol Head Neck Surg, 2019, 27(6): 495-498.

[9] Kenna MA. Treatment of chronic suppurative otitis media. Otolaryngol Clin North Am, 1994, 27(3): 457-472.

[10] Kaur K, Sonkhya N, Bapna AS. Tympanosclerosis revisited. Indian J Otolaryngol Head Neck Surg, 2006, 58(2): 128-132.

第7章　慢性中耳炎伴胆脂瘤

中耳胆脂瘤是指鼓室内正常的呼吸道上皮被鳞状上皮所取代。它主要由三层结构组成：囊内容物、基质和周围基质。囊内容物多数为完全分化的角蛋白鳞状碎片，其间混有化脓性和坏死性物质。基质由复层鳞状上皮组成，周围基质位于最外层，由肉芽组织和炎症细胞组成。胆脂瘤基质具有酶活性、溶骨性（可溶解骨质），致使听骨出现腐蚀和周围结构的侵犯。

胆脂瘤可继发感染，最常见的致病菌包括铜绿假单胞菌、金黄色葡萄球菌和变形杆菌。

胆脂瘤最常见的症状有外耳道恶臭味溢液，传导性或混合性听力损失，有时可伴有耳痛或头痛。胆脂瘤可引起颅内并发症，如脑膜炎、脑脓肿、硬膜外脓肿、乙状窦脓毒症和海绵窦血栓形成等。此外，在儿童患者中，胆脂瘤有更强的侵袭性、更高的感染率和更大的复发倾向。

"胆脂瘤（cholesteatoma）"这个名字有误导性（chole＝bile，steat＝fat，oma＝tumour），因为它既不是由脂肪组成的，也不是肿瘤。这个名字最早出现于 19 世纪初的文献中。Schuknecht 在1974 年提出角质瘤（keratoma）的概念，相对来讲更准确，但并没有被广泛采用。

胆脂瘤的起源可以是先天性的，多发生于儿童；也可以是获得性的，既可以发生于儿童，也可以发生于成人。典型的先天性胆脂瘤通常先局限于鼓膜上象限下的中耳内，之后可进一步扩展到整个中耳。先天性胆脂瘤患者的鼓膜是完整的，既往无任何感染史。据推测,先天性胆脂瘤起源于胚胎发育期间遗留在中耳的表皮细胞(图7.1和图7.2)。

　　获得性的胆脂瘤更常见,可以进一步分为原发性获得性和继发性获得性两种。原发性获得性胆脂瘤可见内陷囊袋,由于其内脱落上皮细胞的堆积,囊袋出现感染[1]。继发性获得性胆脂瘤为感染、创伤或医源性因素所致的上皮细胞通过穿孔鼓膜迁移到中耳后形成的。1989年,Tos提出了一种胆脂瘤分类,即:①上鼓室胆脂瘤(松弛部胆脂瘤);②紧张部胆脂瘤(由整个鼓膜紧张部内陷形成);③鼓窦胆脂瘤(鼓膜后上象限内陷或内陷囊袋所致并延

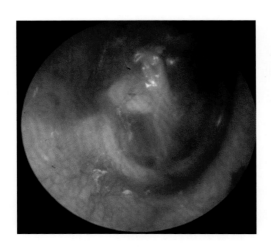

图7.1　右耳。鼓膜完整,后上象限鼓膜下可见白色团块。手术后证实该患者有先天性胆脂瘤

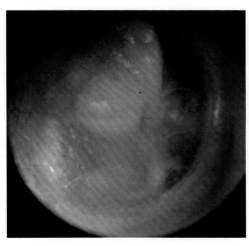

图7.2　右耳。胆脂瘤位于完整鼓膜的后上象限。该患者8岁,无耳痛或耳溢液病史,发现右耳听力下降。胆脂瘤破坏了砧骨长脚和镫骨足板上部结构,手术中切除上述部位。全听骨置换假体(total ossicular replacement prosthesis,TORP)放置于镫骨足板上完成听骨链重建术

伸到鼓室窦）。我们现在使用EAONO/JOS分类法，该法将胆脂瘤分为先天性、后天性和无法分类型[2]。

获得性胆脂瘤可分为内陷袋型和非内陷袋型。内陷袋型胆脂瘤可进一步分为松弛部胆脂瘤（图7.3至图7.11），紧张部胆脂瘤（图7.12至图7.17），以及两者兼具型。非内陷袋型胆脂瘤分为鼓膜穿孔后胆脂瘤和医源性或创伤后胆脂瘤。Ⅰ期胆脂瘤位于原发部位，Ⅱ期胆脂瘤涉及更多部位，Ⅲ期出现颅外并发症，Ⅳ期出现颅内并发症。

耳镜检查是发现胆脂瘤的最重要的检查方式。早期发现病变可以更好地切除胆脂瘤，并保留或改善听力。如果病变被痂皮、碎屑或肉芽组织覆盖，耳镜检查时可能会被忽略。对于可能发生胆脂瘤的鼓膜内陷患者，耳镜检查尤为重要（图7.18）。检查时需同时关注对侧耳，因为两侧耳都可能出现病变。由于胆脂瘤的溶骨活性，所以听小骨经常被侵蚀（图7.19）。

高分辨率CT扫描是规划手术入径的标准。通过CT影像可以显示疾病的范围和中耳解剖异常。如果患者出现并发症（面瘫、迷路瘘、颅内并发症），则更应进行高分辨率CT扫描。扩散加权

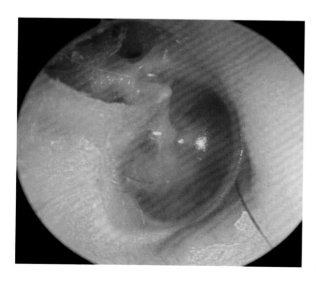

图7.3　右耳。上鼓室有内陷囊袋，表面见痂皮附着，锤骨头部分吸收。鼓膜后部和上部的内陷袋底部无法窥及。患者没有胆脂瘤征象，但需要定期随访。在患者存在传导性听力损失的情况下，可以施行上鼓室切开术、听骨链重建术和上鼓室外侧壁重建术

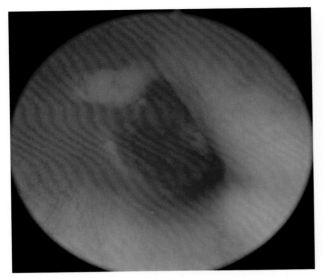

图 7.4 右耳。上鼓室可见脓性分泌物。分泌物需仔细清除（注意外侧半规管瘘管）。清除后可见上鼓室角化物质堆积并伴鼓膜穿孔，这是胆脂瘤的典型表现

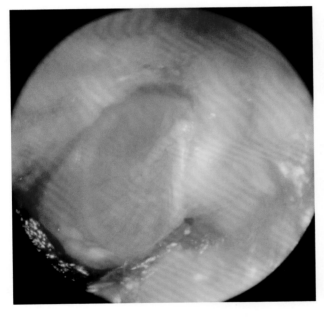

图 7.5 左耳。与图 7.4 的情况类似。上鼓室鼓膜穿孔处被脓液覆盖，检查者必须清除脓性分泌物以排除胆脂瘤。鼓膜紧张部完好无损

磁共振成像（diffusion-weighted magnetic resonance imaging，DW-MRI）是一种相对较新的成像方式，它也可以用于检测胆脂瘤，并可对手术治疗的患者进行随访（非回波平面 MRI）。

胆脂瘤手术的目标是在获得干耳的同时恢复听力。虽然胆脂

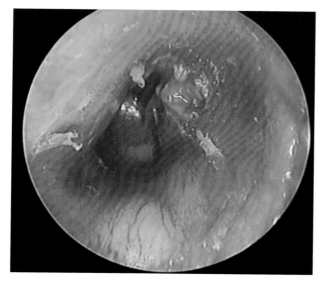

图 7.6　左耳。上鼓室有一小穿孔,穿孔内有坏死物质。虽然穿孔相对较小,但胆脂瘤可延伸至乳突和上鼓室前方

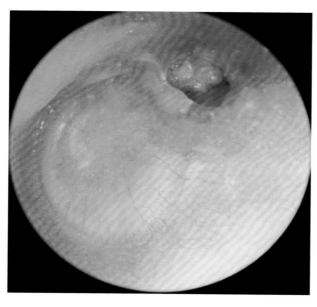

图 7.7　左耳。上鼓室穿孔,穿孔内有坏死物质堆积。鼓膜完好但浑浊,锤头和砧骨体被吸收。胆脂瘤延伸至中耳,破坏了镫骨上结构

瘤的治疗方式首选手术,但十分明智的做法是在手术前局部使用抗菌药物和皮质类固醇滴剂,以减少炎症和耳内分泌物。如果感染范围很广,可以全身使用抗菌药物治疗。以下是两种不同类型的手术技术。

· 完壁式(canal wall up,CWU)乳突切除术:手术去除乳突气

房但不去除外耳道后壁。

· 开放式 (canal wall down, CWD) 乳突切除术：手术去除外耳道后壁，创造一个连通外耳道与乳突的空腔。

手术前，我们必须向患者说明手术目的。完壁式乳突切除术患者在初次手术后 12 个月需要进行第二次手术。儿童通常需要第二次甚至第三次手术。如果胆脂瘤清除不彻底，则易复发。完壁式乳突切除术改善听力的概率比开放式乳突切除术高很多。

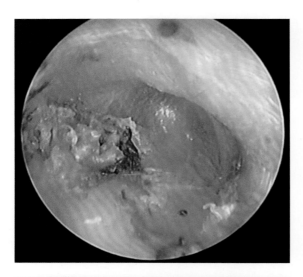

图 7.8　右耳。上鼓室胆脂瘤，上鼓室可见干燥的角化物。鼓膜是透明的，中耳内未见胆脂瘤囊袋

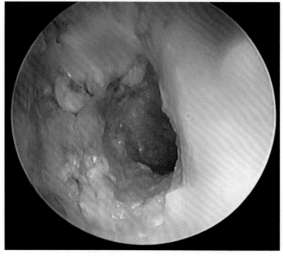

图 7.9　右耳。外耳道内可见脓液和角化物填充。鼓膜完整，上鼓室有脓性分泌物流出。如果脓性分泌物长期存在且治疗无效，应怀疑胆脂瘤的可能

由于该病有复发的可能,所以术者应尽可能安排患者长时间随访。开放性乳突切除术患者应每年进行一次术腔清理。

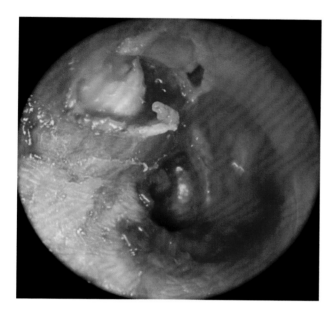

图 7.10 右耳。鼓膜表面可见褐色的脓性分泌物,后部可见伴有鼓膜砧骨固定的内陷囊袋。上鼓室穿孔处有白色角化物堆积,该角化物占据了原属于锤骨头的位置,这说明上鼓室内的听骨受到了侵蚀

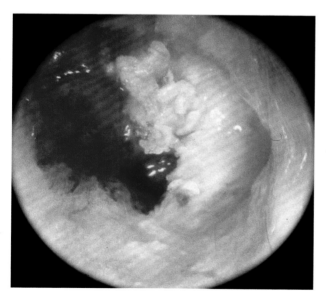

图 7.11 左耳。鼓膜表面可见血迹和肉芽组织,上鼓室缺损较大,腔内满是胆脂瘤,其侵蚀了上鼓室外侧壁并向乳突腔延伸

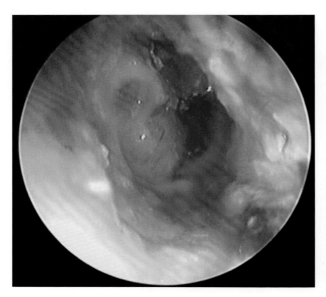

图 7.12 右耳。外耳道可见脓性分泌物。鼓膜后部可见肉芽组织,去除肉芽组织后,可见胆脂瘤已侵蚀砧骨长脚及镫骨上结构

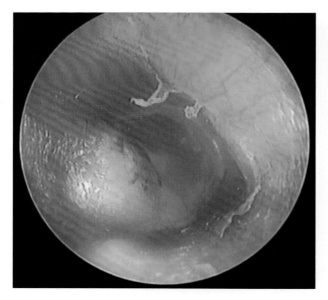

图 7.13 右耳。该成年患者既往有多次中耳炎发作史,发现听力变差。鼓膜后部膨出,其下可见白色胆脂瘤囊袋

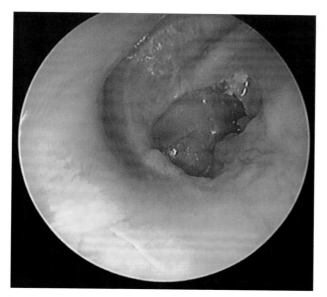

图 7.14　左耳。紧张部胆脂瘤。鼓膜后部的穿孔潮湿，穿孔上部可见白色角化物堆积并向上鼓室延伸。砧骨长脚和镫骨上结构缺失，为胆脂瘤腐蚀破坏所致

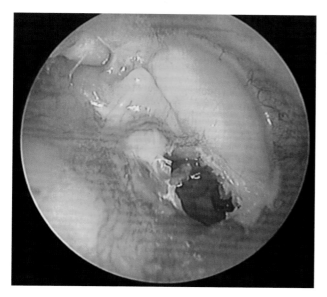

图 7.15　右耳。鼓膜后部可见穿孔，通过穿孔处可发现中耳黏膜肿胀。上皮细胞从穿孔边缘向中耳生长。胆脂瘤逐渐扩散并完全填满中耳前部，致使残余鼓膜呈白色

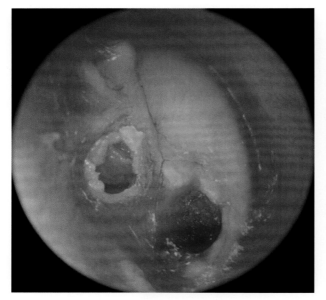

图 7.16　右耳。鼓膜后上象限穿孔,穿孔的边缘及内部可见鳞状上皮。胆脂瘤延伸至中耳前部。鼓膜的下部分可见内陷囊袋

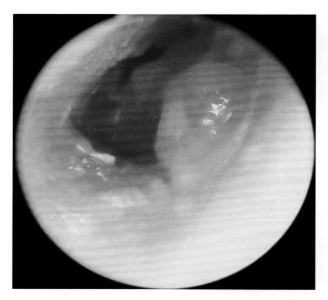

图 7.17　左耳。息肉从鼓膜后上象限的内陷囊袋处长出。去除息肉后,内陷囊袋内可见胆脂瘤

图 7.18 右耳。为了评估病变情况，检查者需要对鼓膜后上象限的白色角化物进行清理。清理后，可见内陷袋。砧骨长脚被吸收，内陷袋下部可见扁平的肉芽组织，内陷袋底部无法完全窥及

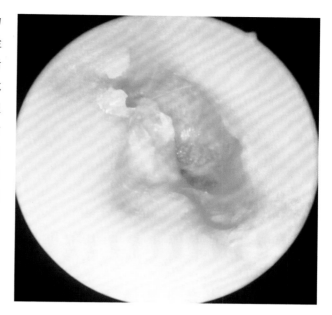

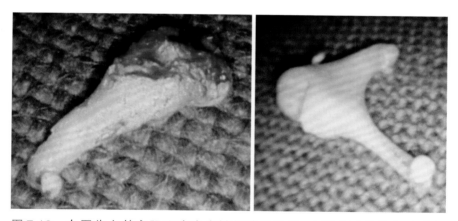

图 7.19 左图为上鼓室胆脂瘤患者被切除的砧骨，大部分砧骨体和砧骨短脚被侵蚀。右图为正常的砧骨

◀◀ 参考文献 ▶▶

[1]Sadé J. Treatment of cholesteatoma and retraction pockets. Eur Arch Otorhinolaryngol,1993,250:193-199.

[2]Yung M,Tono T,Olszewska E,et al. EAONO/JOS joint statements on the defnitions, classifcation and staging of middle ear cholesteatoma. J Int Adv Otol,2017,13(1):1-8.

[3]Kuo CL,Shiao AS,Yung M,et al. Updates and knowledge gaps in cholesteatoma research. Biomed Res Int,2015,2015:854024.

高达 70% 的头部外伤会伴有颞骨骨折。随着汽车安全技术的发展,交通事故所致的颞骨骨折数量逐步下降。危重症诊疗技术的发展也大大提高了头部外伤患者的生存率。颞骨骨折常合并严重的颅脑损伤,如硬膜下血肿、蛛网膜下腔出血、脑震荡和张力性气脑等[1]。层厚 1 毫米的高分辨率 CT（high-resolution CT,HRCT）对于颞骨骨折的评估是必要的。

颞骨非常致密,只有巨大的作用力才会造成该区域损伤。与工作和交通有关的事故也普遍会造成其他部位骨折。在颅底骨折中,我们必须观察眶周瘀斑、乳突瘀斑和鼓室积血的情况（图 8.1）。颞骨骨折的表现包括听力损失、平衡失调、眩晕、脑脊液（cerebrospinal fuid,CSF）漏和面神经麻痹,相对少见的表现有听骨链损伤、感音神经性听力损失、外淋巴瘘、胆脂瘤、脑膜膨出和耳源性脑膜炎。

根据 Ulrich 在 1926 年的观察和 1940 年的试验,颞骨骨折被分为纵向骨折和横向骨折。随着时间的推移,颞骨损伤模式有所变化,我们也可以观察到斜向和混合型骨折。纵向骨折约占颞骨骨折的 80%,是由沿着岩骨缝方向的外侧作用力导致的。15%～20% 的颞骨纵向骨折可出现面神经麻痹,外耳道裂伤亦经常发生（图 8.2 至图 8.5）。横向骨折是由前后方向的作用力所致的,这种骨折的面神经损伤发生在迷路段,且通常是横断性的;而在纵向骨折中,很少见面神经横断。

　　大约70%的颞骨骨折患者伴有听骨链损伤,包括锤砧关节和砧镫关节脱位,以及锤骨和镫骨骨折。患者应在受伤后4～6周进行听力学测试,因为此时鼓室积血已被吸收。如果听力学测试提示气骨导差大于40分贝,那么患者可能存在听骨链中断(图8.6至图8.8)。在横向骨折中,常伴有感音神经性听力损失,且改善的可能性很小。

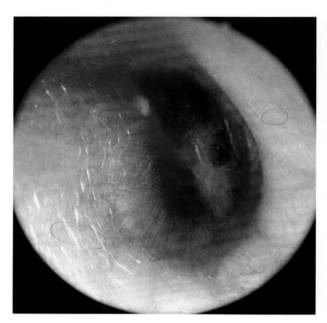

图8.1　右耳。血鼓膜——血液充满整个中耳,鼓膜完整。患者有传导性听力损失。血鼓膜可能是颞骨骨折的间接标志

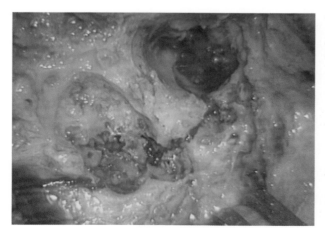

图8.2　右耳。去除软组织后,外耳道后壁可见纵向的颞骨骨折,从中耳向外侧延伸。乳突后部的外侧钻孔后可见骨折线穿过乳突并向乳突后延伸。该患者因面瘫而行手术治疗

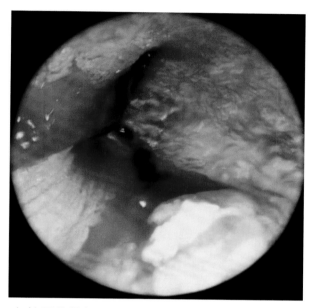

8.3　左耳。急性颞骨骨折。外耳道皮肤肿胀,骨折线上可见渗血,外耳道前壁亦有断裂。鼓膜仅后部可见,其后下象限可见穿孔。中耳内积血。患者有面神经麻痹,面神经第二膝部受损。因砧镫骨关节水平的听骨链断裂和存在鼓室积血,患者还伴有传导性听力损失

图 8.4　右耳。纵向颞骨骨折愈合后患者。在完整的皮肤下,从中耳向外侧延伸骨折线依然可辨。水平段面神经周围有血肿形成

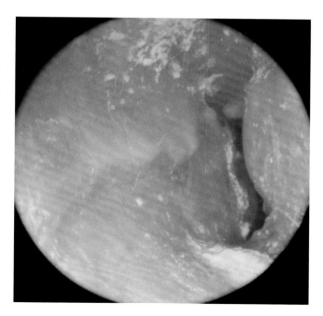

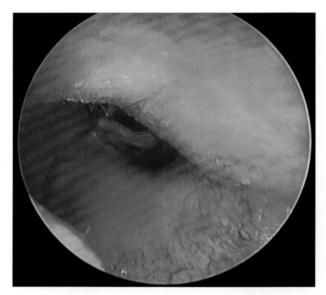

图 8.5　右耳。颞骨骨折另一个病例。患者骑自行车时受伤,伴有全身多处损伤,昏迷数月。患耳全聋,面神经功能正常

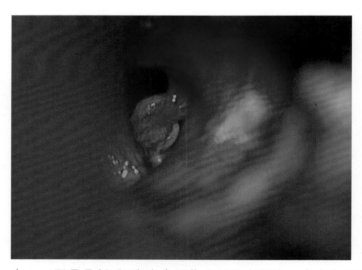

图 8.6　左耳。颞骨骨折后,患者出现传导性听力损失。术中发现砧镫关节脱位。做外耳道鼓膜瓣并翻起,观察中耳内部。砧骨的豆状突没有完全覆盖在镫骨头上

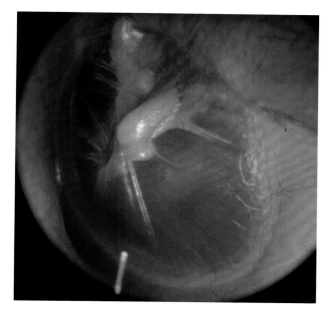

图 8.7 左耳。青年男性患者在骑自行车时头部受伤,颞骨骨折,砧骨和镫骨分离,砧骨豆状突在鼓膜后上象限明显突出。砧骨塑形后作为植入物,置于镫骨头与锤骨柄之间。患者术后听力恢复到几乎正常的水平

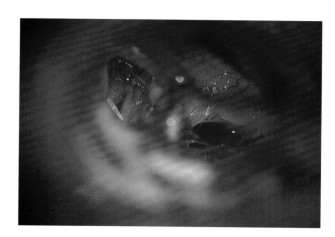

图 8.8 右耳。患者从双层床上跌落后出现传导性听力损失。手术发现镫骨前后足弓均骨折。采用假体修复镫骨缺损

眩晕是由耳囊骨折、前庭震荡或外淋巴瘘导致的。平衡失调通常在 1 年后随着中枢适应而改善。其处理措施包括休息、减少活动、服用前庭抑制剂和止吐药,经过一段时间后方可逐渐恢复活动。

脑脊液漏表现为水样分泌物从耳内流出(图 8.9),也可从鼻腔流出。其可以通过抬高头部、卧床休息、避免便秘或避免擤鼻等方式进行保守治疗。通过收集检测脑脊液,可以确定是否存在 β_2 转铁蛋白或 β 微量蛋白。如果脑脊液漏持续 2 周以上,则有可能无法自愈而需要行手术治疗(图 8.10)。建议使用抗菌药物预防脑膜炎的发生。

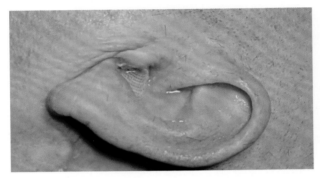

图 8.9 头部创伤后患者,伴有颞骨骨折、骨质缺损和中颅窝硬脑膜撕裂,耳甲腔内可见脑脊液聚集。患者入住重症监护室,经 10 天保守治疗后,脑脊液漏无明显缓解。经乳突路径手术,并使用颞肌和人工硬膜封闭硬脑膜缺损

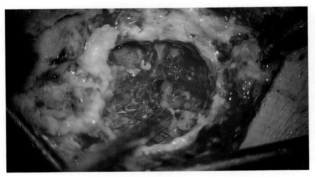

图 8.10 左耳。吸引器的尖端指向颞骨骨折后伴有脑脊液漏的脑膨出。患者在交通事故中受伤,被甩出车外并在路边抢救。患者在重症监护室长期住院时出现完整鼓膜后方的脑脊液漏。建议患者手术封闭瘘口,但患者拒绝了。而后,患者很快出现脑膜炎和脑炎,并最终接受了手术治疗。在关闭中颅窝硬膜缺损后,患者的病情有所好转

颞骨骨折时，必须对面神经功能进行评估。面瘫出现的时间对于治疗决策的选择和面神经功能预后的评估是非常重要的。确定面瘫是完全性的还是不完全性的也很重要。即刻出现的完全性面瘫意味着面神经横断，而迟发性的不完全性面瘫通常是由面神经血肿或水肿所致的。对于即刻的完全性面瘫，主张手术治疗。对于迟发性的不完全性面瘫，应使用大剂量糖皮质激素治疗，并进行电生理检查（神经电图和肌电图）。

无颞骨骨折时，颞骨内结构也可能出现损伤[2]。此类损伤可由气压损伤、热损伤、异物损伤和压缩性损伤导致。外伤性鼓膜穿孔常见于急诊科。它伴有与穿孔大小相关的传导性听力损失（图 8.11 和图 8.12）[3]。外伤性鼓膜穿孔可由钝性创伤（压力过大）、穿透性创伤（棉签）、气压伤和爆炸性损伤引起。

外伤性鼓膜穿孔的最佳处理方法存在争议。在预防进水的情况下，自发愈合病例的比例可高达 95%。也可采用卷烟纸、脂肪、明胶薄膜或丝绸等各种材料覆盖穿孔，促进其愈合[4]（图 8.13 至图 8.15）。如果水进入耳内造成中耳炎，那么穿孔的愈合可能延迟（图 8.16）。

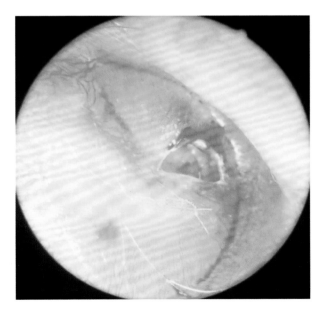

图 8.11 右耳。鼓膜前下象限可见三角形的外伤性穿孔。穿孔处干燥，前缘可见小瓣膜

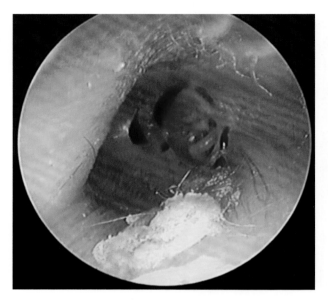

图 8.12 左耳。鼓膜后上象限可见外伤性穿孔。穿孔处可以看到完整的砧镫关节。穿孔前缘可见一个瓣膜黏附在鼓膜表面，可以复位瓣膜以减小穿孔的大小

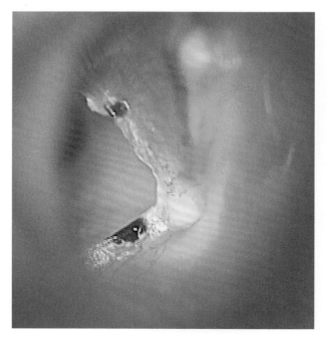

图 8.13 左耳。鼓膜前下象限外伤性穿孔。由于外耳道前壁突出，故无法看到穿孔前缘

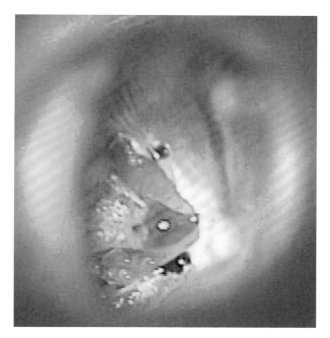

图 8.14 与图 8.13 同一名患者。使用钩针移动穿孔前缘的三角瓣膜，以覆盖大部分穿孔。该患者自然愈合的机会很高

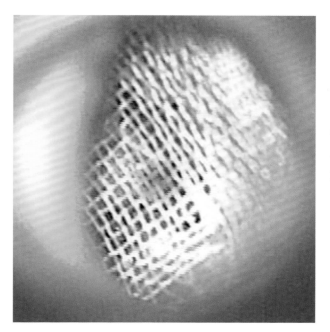

图 8.15 与图 8.13 和图 8.14 同一名患者。复位后的鼓膜瓣膜表面放置无菌尼龙网，使其保持原位，直到自然愈合。在 6 周后从鼓膜上取下尼龙网，此时穿孔一般已经愈合

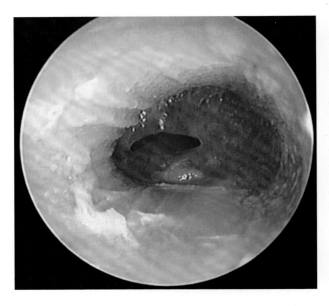

图 8.16　左耳。中央型外伤性穿孔。鼓膜表面充血、潮湿，穿孔后缘可见小瓣膜。患者跳水后导致水进入中耳，引发急性中耳炎。此类患者需要抗菌药物治疗

◀◀ 参考文献 ▶▶

[1] Johnson F, Semaan MT, Magerian CA. Temporal bone fracture: evaluation and management in the modern era. Otolaryngol Clin North Am, 2008, 41: 597-618.

[2] Huang MY, Lambert PR. Temporal bone trauma. In: Hughes GB, Pensak ML, editors. Clinical Otology. 3rd ed. New York: Thieme, 2007: 273-288.

[3] Sagiv D, Migirov L, Glikson E, et al. Traumatic perforation of the tympanic membrane: a review of 80 cases. J Emerg Med, 2018, 54 (2): 186-190.

[4] Cayir S, Mutlu H. Traumatic tympanic membrane perforation in children in the emergency department: comparison of spontaneous closure and the paper patch. Cureus, 2020, 12(4): e7697.

第9章　副神经节瘤

颞骨最常见的肿瘤是前庭神经鞘瘤。前庭神经鞘瘤位于内听道，无法通过耳镜检查发现。一旦出现不对称的听力损失、耳鸣和前庭功能障碍等症状，提示我们需要进一步检查。

副神经节瘤是最常见的中耳肿瘤。起源于雅各布森神经（Jacobson's nerve）的肿瘤被称为鼓室副神经节瘤；起源于颈静脉球的肿瘤被称为颈静脉副神经节瘤。副神经节瘤是产生于自主神经系统的肾上腺外副神经节的神经内分泌肿瘤[1,2]。

颈静脉副神经节瘤是一种罕见的、生长缓慢的肿瘤，产生于颈静脉球部外膜的副神经节细胞。由于其发病率低、生长缓慢、体格检查时位置隐蔽，所以常较晚被诊断，症状持续多年[3,4]。

在文献中，副神经节瘤传统被命名为血管球瘤，因为人们普遍认为副神经节瘤的主要（神经分泌）细胞起源于血管壁周细胞，类似于在皮肤中发现的血管球瘤。然而，副神经节细胞起源于神经外胚层，与这些动静脉畸形无关[5,6]。

在显微镜下，副神经节瘤大多为非嗜铬性副神经节瘤，由嵌套在丰富的血管间质中的上皮样细胞小叶组成。它们位于含有自主神经纤维的颅神经上，如舌咽神经和迷走神经。它们能够产生和储存生物性单胺（儿茶酚胺和5-羟色胺）。研究最充分的是与颈动脉体和主动脉体相关的副神经节的功能，颈动脉体和主动脉体被认为是化学感受器。

其他非嗜铬性副神经节瘤在结构上是相同的，但其化学感受器的功能尚未被证实。颞骨副神经节瘤的解剖位置不一致,但始终与雅各布森神经(鼓室神经)和阿诺德神经(迷走神经耳支)的走行有关。

颈静脉鼓室(颞骨)副神经节瘤的发病率约为 1:130 万[7],是颞骨的第二大常见肿瘤,其中女性的发病率是男性的 4~6 倍,它们最常散发于 40~60 岁的女性。而在男性中,遗传形式相对常见,发病年龄更小。

多中心副神经节瘤出现在 10%~20% 的散发性病例和高达 80% 的遗传性病例中。大多数是良性的,只有约 2%~4% 是恶性的[8]。

其最常见的症状有听力下降和搏动性耳鸣;疼痛和眩晕则相对少见。当鼓膜被肿瘤损伤时,可以出现耳溢液或出血症状。当第 Ⅶ、Ⅸ、Ⅹ、Ⅺ 和 Ⅻ 颅神经受压时,可分别表现为面瘫、吞咽困难、声音嘶哑、耸肩困难和舌偏瘫。在耳镜检查时,可以发现鼓膜是完整的,鼓膜后可见一红色肿瘤,或者是耳道内有红色的息肉样组织(图 9.1 至图 9.6)。当肿瘤在颅内生长时,则可出现颅内压增高的临床表现。

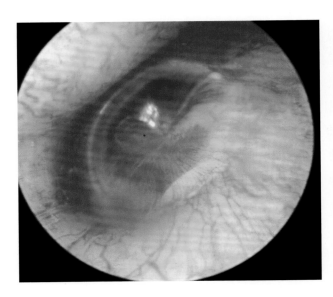

图 9.1　左耳。前下象限可见红色肿瘤组织与鼓膜接触。患者有搏动性耳鸣和传导性听力损失。肿瘤经外耳道入路切除。该肿瘤为鼓室副神经节瘤,因为它生长于鼓岬

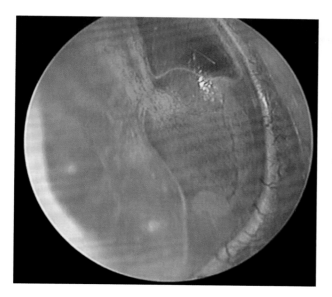

图 9.2 右耳。通过透明的鼓膜可以看到一个红色的肿瘤。这是典型的"日出"外观，常见于颈静脉副神经节瘤。放大后可见肿瘤搏动

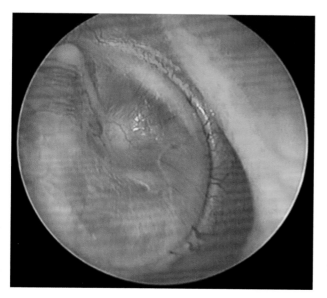

图 9.3 右耳。另一名颈静脉副神经节瘤患者。耳镜下肿瘤仅见于中耳的下鼓室。该肿瘤的生长模式是不同的。尽管肿瘤看起来很小，但它沿着颈动脉管生长，并且压迫到后组颅神经。该患者有迷走神经、舌咽和舌下神经麻痹症状

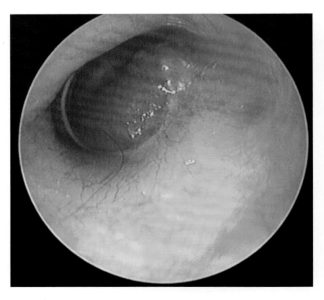

9.4 左耳。红色搏动性肿瘤使几乎整个鼓膜出现膨隆。CT扫描显示该肿瘤为鼓室副神经节瘤,并向咽鼓管骨部和上鼓室延伸。患者不伴有后组颅神经功能障碍

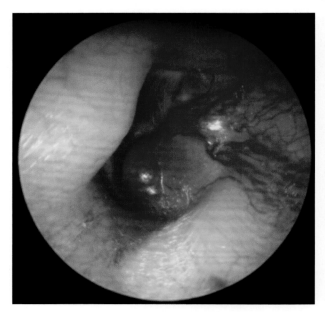

图9.5 左耳。颈静脉副神经节瘤源自颈静脉球,延伸至乳突和中耳。耳镜检查发现鼓膜后部凸起,有搏动。该患者没有神经功能障碍,并通过颞下窝入路进行手术治疗,术中面部神经向前改道

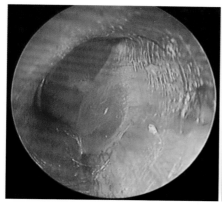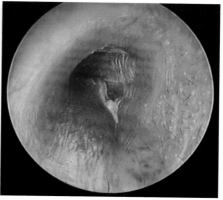

图 9.6　左耳。这是一位因搏动性耳鸣和传导性耳聋就诊的患者。可以看到左图中耳下方有一个血管性肿物。它具有典型的"日出"外观。在鼓膜前外侧的外耳道壁上也可见局部隆起的肿瘤。增强 CT 扫描提示患者有颈静脉副神经节瘤。由于患者没有颅神经麻痹症状，所以选择了随访而非立即手术治疗。尽管这类肿瘤生长十分缓慢，但 4 年后该肿瘤已经显著变大。现在，右图中外耳道的肿瘤已经遮盖了鼓膜的下部分。剩余可见的部分鼓膜呈红色，这是因为肿瘤已经蔓延了整个中耳

　　除全面临床体格检查外，增强 CT 和（或）增强 MR 是必不可少的。在影像学上可以观察到肿瘤呈弥漫性浸润性生长，伴有骨质侵蚀和明显强化，这种特征可将其与脑膜瘤或神经鞘膜瘤相鉴别。后两者也很少侵入中耳。术前需要进行四维血管造影检查，以显示肿瘤的血管解剖、术前行血管栓塞的可能性以及颅内循环情况。对于颞部副神经节瘤大小的分级，最常采用的是 Fisch 分类法[9]。

　　颈部副神经节瘤的治疗需要团队合作且技术要求很高。首选以不造成进一步的颅神经功能障碍为目标的手术治疗。术前需要做 CT 血管造影，以显示颅内动、静脉循环和选择肿瘤栓塞方案。栓塞术通常采用动脉途径，通过超选择性置管和栓塞肿瘤供血动脉的方式进行。Fisch-A 型颞下窝入路是最常用的手术入路，其通过耳后切口和乳突根治术来完成。术中需要将面神经从其骨管远端松解至膝状神经节，并向前移位；然后，结扎乙状窦，切

除乳突的剩余部分和茎突,以充分暴露颈静脉球窝;再将肿瘤与乙状窦侧壁一并切除;结扎颈内静脉(图9.7);而后,用腹部脂肪填塞术腔,亦可采用颞肌瓣下旋的方式填塞术腔。次选的治疗方案是(立体定向)放疗,一般用于无法手术、肿瘤复发或残留的病例(图9.8)。

　　手术不能恢复术前已出现的任何神经麻痹。迷走神经麻痹是在日常生活中最令人困扰的神经麻痹之一,它会导致发音障碍,最严重的伴有误吸风险的吞咽困难。其他中耳肿瘤非常罕见(图9.9)。

　　手术治疗是鼓室副神经节瘤的首选治疗方式。如果肿瘤局限于鼓室内,可以通过外耳道入路切除。

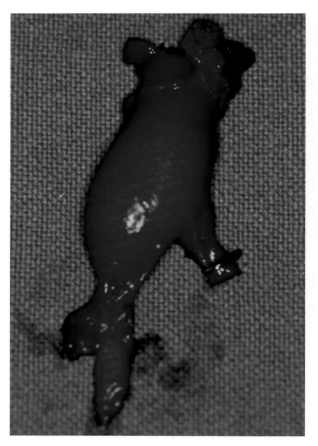

图9.7　这是患者的颈静脉球体瘤术后标本。肿瘤上至乙状窦,下至颈内静脉。肿瘤经乳突和中耳切除。由于颈内静脉内有肿瘤组织,使颈静脉球明显隆起。该患者由于术中行面神经前移位,术后出现了短暂的面神经麻痹症状。术后,后组颅神经功能保留完好,无麻痹出现,患者的搏动性耳鸣也消失了

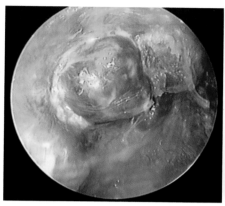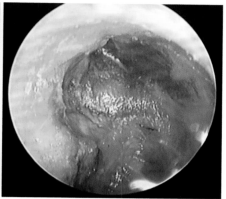

图 9.8　左耳。这是其他机构通过尝试完壁式乳突入路切除副神经节瘤（CWD）后转过来的一名患者。左图可见术腔内的肿瘤。通过增强 CT 检查发现对侧横窦未发育。这意味着该患者无法手术治疗，进而选择了放疗。右图可见放疗后肿瘤显著缩小

图 9.9　左耳。中耳腺瘤患者因传导性听力下降就诊。鼓膜完好无损，其下可见一个黄色肿物占据大部分中耳。通过鼓室镜检查和活检确诊肿瘤。治疗上采取手术治疗

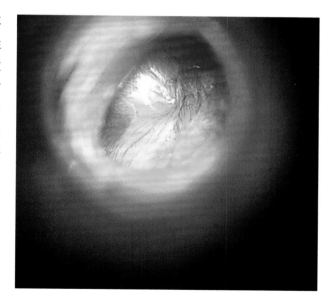

◀◀◀ 参考文献 ▶▶▶

[1]Pellitteri P. Paragangliomas of the head and neck. Oral Oncol,2004, 40(6):563-575.

[2]Capatina C,Ntali G,Karavitaki N,et al. The management of head-and-neck paragangliomas. Endocr Relat Cancer,2013,20(5):R291-R305.

[3]Carlson ML,Sweeney AD,Wanna GB, et al. Natural history of glomus jugulare:a review of 16 tumors managed with primary observation. Otolaryngol Head Neck Surg,2015,152(1):98-105.

[4]Sokabe A,Mizooka M,Sakemi R,et al. Systemic infammatory syndrome associated with a case of jugular paraganglioma. Intern Med,2016,55(15):2105-2108.

[5]Myssiorek D. Head and neck paragangliomas:an overview. Otolaryngol Clin North Am,2001,34(5):829-836.

[6]Forbes JA,Brock AA,Ghiassi M,et al. Jugulotympanic paragangliomas: 75 years of evolution in understanding. Neurosurg Focus, 2012,33 (2):E13.

[7]Woolen S,Gemmete JJ. Paragangliomas of the head and neck. Neuroimaging Clin N Am,2016,26(2):259-278.

[8]Gulya AJ. The glomus tumor and its biology. Laryngoscope,1993, 103(11 Pt 2 Suppl 60):7-15.

[9] Wanna GB,Sweeney AD,Haynes DS,et al. Contemporary management of jugular paragangliomas. Otolaryngol Clin North Am,2015,48(2):331-341.

第10章　人工耳蜗植入

目前，耳科学可以给几乎所有类型的耳聋提供一种解决方案——人工耳蜗植入（cochlear implant, CI）。人工耳蜗植入在听力恢复方面取得了重要进展。人工耳蜗植入始于30多年前，并且随着多通道人工耳蜗的发展而发展，对重度到极重度耳聋患者可以进行人工耳蜗植入手术治疗。当人工耳蜗电极植入耳蜗后，蜗神经受到刺激，进而刺激向中枢神经系统传递。

编码策略、设备设计及微创手术技术的发展，对人工耳蜗植入的安全性和有效性贡献颇大。人工耳蜗植入是性价比最高的医疗干预手段之一，尤其对儿童患者而言。儿童患者在人工耳蜗植入术后5年内接受主流教育的比例增加到75%。成人人工耳蜗植入患者听力阈值可以恢复到25～30dB，约60%的人能够使用电话进行日常交流和社交互动。该设备还能使患者在不适用唇语的情况下进行交流（在疫情流行时需长期戴口罩的情况下尤其重要），并减少耳聋患者常见的抑郁症状。

儿童人工耳蜗植入的手术指征是患儿存在重度（71～90dB）到极重度（大于90dB）的双侧感音神经性聋。这种听力损失程度的耳聋患儿在3～6个月的助听器试验后没有或极少获益。耳聋可以发生在语前、语中或者语后。影像上需要显示耳蜗神经存在，听觉传导通路完整。对此类患儿，越早干预，效果越好。即使患儿不到12个月龄，也可以进行手术。只要患儿的体重增加到7kg以上，就可以进行手术。可以同时或序贯进行双侧植入[1]。如果有可能，最好是同时行双侧人工耳蜗植入术；如果不能双侧同时植入，那么两次植入的时间间隔应尽可能缩短[2]。

　　成人的手术指征也是重度(71~90dB)到极重度(大于90dB)的双侧感音神经性聋。语前或语后聋均可。3~6个月助听器没有或极少获益,在65dB SPL下的言语识别率低于40%。建议术前完善心理评估。

　　针对双耳听力损失程度不对称的患者(一只重度到极重度耳聋,另一只中度到重度耳聋),建议耳聋严重侧行耳蜗植入手术,另一侧佩戴助听器。这种治疗方法称为双模刺激。

　　对人工耳蜗植入患者也应该完善术前影像学检查,以确保耳蜗神经的存在及耳蜗是否通畅(图10.1和图10.2)。影像学检查有助于排除任何原发或继发的耳蜗骨性病变,同时应评估内听道的形态,乳突及中耳的气化情况,以及前庭导水管的大小,有无耳蜗前庭畸形。

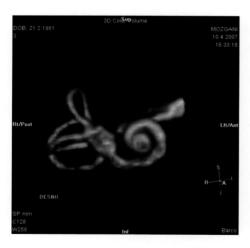

图10.1　耳蜗植入患者术前的3D-MRI耳蜗重建。耳蜗是通畅的,有2.5周,半规管可见

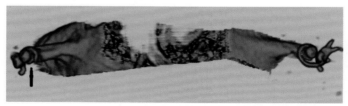

图10.2　双侧内耳3D-MRI重建。该患者多年前患有脑膜炎,此后右耳失聪。右侧由于耳蜗部分骨化,耳蜗的底周无法显示(箭头所示),而另一侧解剖结构正常。耳蜗植入时,电极从耳蜗的中转开窗插入

　　在经过听力学和影像学评估后,也应明确听力损失的病因。听力损失的持续时间也是非常有价值的信息。

　　人工耳蜗包括体外和体内部件。体外部件包括麦克风、电池、言语处理器、外部磁铁和传输器;体内部件包括内部磁铁、天线、接收刺激器和电极列(图 10.3 和图 10.4)。

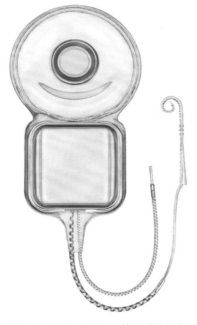

图 10.3　耳蜗植入体的体内部件,包括接收刺激器和电极列。电极是预弯电极,植入后会围绕耳蜗轴弯曲

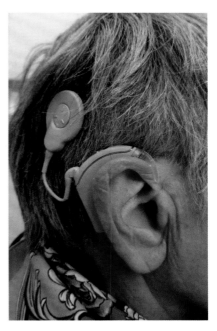

图 10.4　患者耳后是人工耳蜗的体外部件。它由麦克风、言语处理器和传输器,通过外部磁铁吸附在体内部件上

　　手术在全身麻醉下进行,且在手术过程中不能使用肌松药,以便能够进行面神经监测。开放乳突和后鼓室显露耳蜗(图 10.5)。电极可以通过圆窗或者在耳蜗打孔(耳蜗底转开窗)的方式植入(图 10.6 和图 10.7)。电极应插入离听神经最近的耳蜗鼓阶中。该方式能提高术后的言语识别率。在大多数情况下,需要在颅骨皮质上磨出植入体床。有些病例亦可将植入体内部件放置在骨膜下制造的狭窄囊袋中(图 10.8)。

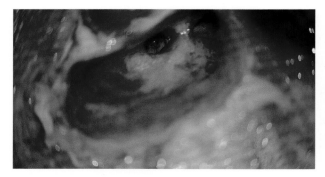

图 10.5　左耳。人工耳蜗植入的第一个阶段。电钻轮廓化乳突、开放上鼓室和后鼓室。通过切开后鼓室可以看到圆窗

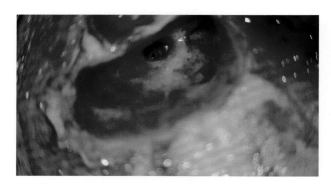

图 10.6　与图 10.5 同一名患者。切开圆窗膜，准备植入电极

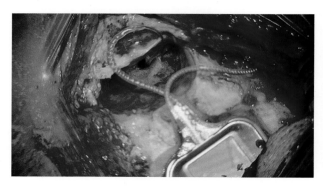

图 10.7　与图 10.5 和图 10.6 同一名患者。体内装置已经放入打磨好的颞骨植入体床内，参考电极置于颞肌下方，植入电极已经插入圆窗内

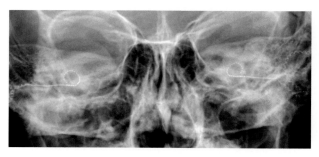

图 10.8　儿童患者双侧纤细电极植入后的经眶位投影

术后2~4周,在手术切口愈合后,人工耳蜗可以开机。随着时间的推移,人工耳蜗的调机持续进行,患者感受到的音质会在术后6个月或者更长时间里逐步改善。植入年龄越小,耳聋的时间越短,既往有声音感受经验以及好的康复和治疗服务,可以使患者拥有更好的治疗效果。患者和父母正向的求治及训练动机对患者的预后亦有重要作用。

过去,MRI检查中,人工耳蜗植入患者是禁忌的或者是有条件要求的(1.5T磁场)。磁场中的热效应、磁性材料的迁移甚至设备扭矩,可能引起人工耳蜗故障或患者损害。而最新一代人工耳蜗可通过头部绷带固定的方式暴露在3.0T磁场中。

人工耳蜗植入的并发症很少见,可分为早期和晚期并发症。早期并发症主要有感染、面瘫、鼓膜穿孔、面神经刺激、耳痛、眩晕、耳鸣和味觉丧失。晚期并发症主要有皮瓣问题、胆脂瘤、电极移位和耳蜗故障。细菌生物膜形成可能在人工耳蜗植入数年后出现,可导致植入体移除。植入体区域肿胀预示着细菌生物膜形成并发症的出现(图10.9和图10.10)。

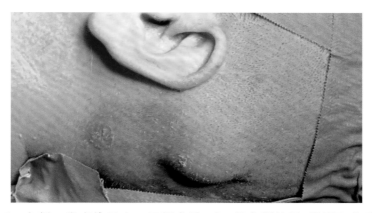

图10.9 左侧。患者接受人工耳蜗术后8年,并定期使用,发现耳廓后方人工耳蜗体外部件植入的位置突然出现局部肿胀。虽然患者接受了抗菌药物治疗,并且局部也进行了相应的修复处理,但上述情况并没有得到改善。植入物表面被细菌生物膜覆盖,人工耳蜗的体内部分需要移除,待感染愈合后重新植入。这种并发症是罕见的

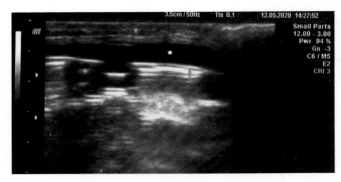

图 10.10 人工耳蜗体内部件周围细菌生物膜超声图像。覆盖在植入物（黄色箭头所示）上的液体（白色星号所示）考虑与细菌生物膜形成相关。其上可见皮肤及皮下组织（黄色星号所示）

◄◄◄ 参考文献 ►►►

[1] Almeida GFL, Martins MF, Costa LBAD, et al. Sequential bilateral cochlear implant: results in children and adolescents. Braz J Otorhinolaryngol, 2019, 85 (6): 774-779. https://doi.org/10.1016/j.bjorl.2018.07.008.

[2] Manrique M, Ramos Á, de Paula Vernetta C, et al. Guideline on cochlear implants. Acta Otorrinolaringol Esp (Engl Ed), 2019, 70 (1): 47-54. https://doi.org/10.1016/j.otorri.2017.10.007.

[3] Naples JG, Ruckenstein MJ. Cochlear implant. Otolaryngol Clin North Am, 2020, 53 (1): 87-102.

[4] Deep NL, Dowling EM, Jethanamest D, et al. Cochlear implantation: an overview. J Neurol Surg Skull Base, 2019, 80 (2): 169-177.

[5] Stöver T, Leinung M, Loth A. Which quality does make the difference in cochlear-implant therapy? Laryngorhinootologie, 2020, 99 (S 01): S107-S164. https://doi.org/10.1055/a-1019-9381.

[6] Goldfnger Y, Natan M, Sukenik CN, et al. Bioflm prevention on cochlear implants. Cochlear Implants Int, 2014, 15 (3): 173-178.

第11章 骨传导装置

植入式骨传导装置(bone conduction devices, BCD)是近40年发展起来的。一般来说,骨传导传感器(bone conduction transducer)穿皮或经皮耦联到颅骨上,将振动传递到内耳。

骨锚式助听器(bone-anchored hearing aid, BAHA)是首个被开发的骨传导系统。该穿皮骨传导装置由骨锚定的钛植入物、基台和附着在基台上的处理器组成。

经皮骨传导装置由骨锚定钛植入物、内部磁铁、外部磁铁和处理器组成(图11.1)。

穿皮骨传导比经皮骨传导效率高10~15dB。

骨传导装置也可以是活动的,黏附在皮肤上。

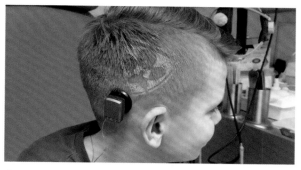

图11.1 男孩植入了经皮的植入式骨传导装置。该患者因单侧耳聋而接受手术。在该系统中,内部磁铁附着在钛植入物上,并被皮肤覆盖。外部语音处理器与外部磁铁相连。由于振动传导时在皮肤层面出现损失,所以经皮骨传导的听力增益低于穿皮骨传导。对于改善单侧耳聋儿童患者听力,非常重要的一点是尽快将骨传导装置植入儿童体内

骨锚式助听器的指征是有明显的双侧传导性或混合性听力损失，无法通过中耳手术改善，且不能佩戴常规助听器。现行的听力学适应证包括传导性和混合性听力损失以及单侧耳聋（图11.2）。医学适应证包括慢性中耳炎根治性手术后患者、外耳道闭锁患者、前庭神经鞘瘤术后失聪患者和耳硬化患者[1,2]（图11.3）。

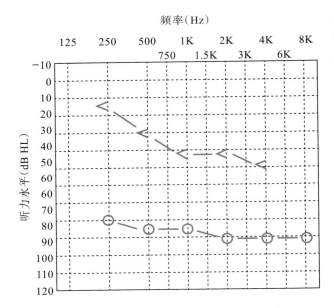

图11.2 适合植入骨锚式助听器的患者的纯音听阈图。气导在80～90dB，气骨导差距在40～50dB。患者从传统助听器中的获益不如骨传导装置。言语频率范围内，骨传导水平应在30～50dB，对于决定使用骨传导装置很重要

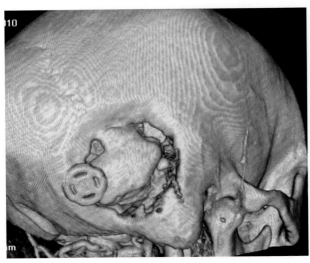

图11.3 单侧耳聋患者。患者因前庭神经鞘瘤，经枕后入路手术。骨传导装置将振动从手术侧传递到对侧耳蜗。如果患者在手术过程中耳蜗神经受损，骨传导装置是恢复听力的唯一选择。为了更好地传递振动，重要的是需要将钛植入物放置在硬质骨中

有严重单侧感音神经性听力损失或耳聋的患者在噪杂的环境下会出现听力困难,特别是当言语出现在听力缺陷的一侧时。在大多数背景噪声过多的环境中,骨锚式助听器均可提高患者的语音识别率[3]。单侧耳聋患者对穿皮骨锚式助听器的声音质量和佩戴舒适度的满意度高于经皮耦联的骨锚式助听器[4]。

骨传导装置的功能增益可以定义为辅助声场阈值与骨传导阈值之间的差值。基本设备的最大功能增益在中频为5~10dB,可以成功消除气骨导差,但骨传导装置只能部分补偿任何原因所致的感音神经性听力损失[2]。同时,气骨导差的大小也是听力改善的重要因素。如果气骨导差超过25dB,骨传导助听装置可以获得比传统助听器更好的听力测量结果。

骨锚式助听器的优点是不会堵塞外耳道。乳突根治术后,外耳道和根治术腔可正常通气。患者还可以在手术前测试该设备,甚至可以在不同的环境中进行更长时间的测试。这样的测试提高了该设备的接受度[5]。手术过程是可预测和安全的。成人可在局部麻醉下进行手术,整个过程大约只需要20~30分钟。该手术是可逆的,术后没有听力损失的风险。

在外耳道后上方约5cm处做一个切口。在冲洗下以低速扭矩装置放置钛植入物,这样可以防止骨质过热,然后使钛植入物与骨骼融合。在穿皮系统中,基台附着在钛植入物上(图11.4和图11.5);而在经皮系统中,连接钛植入物的为内部磁铁。处理器安装约在手术后3周进行。

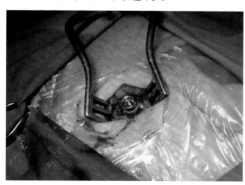

图11.4 右侧。透皮骨传导装置植入手术。带基台的钛植入物放至距外耳道后上方约5cm的枕骨上。基台的底部覆盖羟基磷石灰,以减少软组织反应。成人患者的手术可在局部麻醉下进行

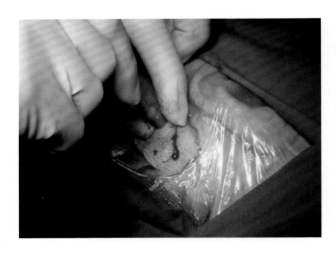

图 11.5　与 图 11.2 同一名患者。在切口的后方用穿刺针给基台在皮肤上造口

术后皮肤刺激的 Holgers 分级系统被广泛用于描述穿皮系统中基台周围皮肤状态。0 级表示无刺激；1 级，轻微发红；2 级，组织发红潮湿；3 级，肉芽组织；4 级，感染、基台周围皮肤过度生长（图 11.6 至图 11.10）。1～2 级可以局部治疗，3～4 级可能需要口服抗菌药物治疗。如果皮肤出现过度生长，则需要切除部分皮肤[6]。

骨锚式助听器患者最常见的皮肤问题是局部刺激和基台周围皮肤再生。合并症，如糖尿病、皮肤病或其他全身性疾病，会增加并发症的发生率。相比于身体质量指数（body mass index，BMI）低的患者，身体质量指数较高的患者的皮肤问题更多。

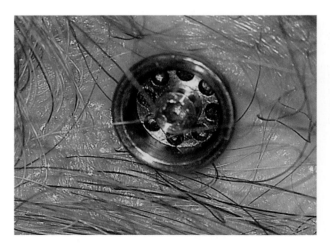

图 11.6　穿皮骨传导装置的基台。基台周围皮肤无任何炎症，且与基台很好地附着——Holgers 分级 0 级

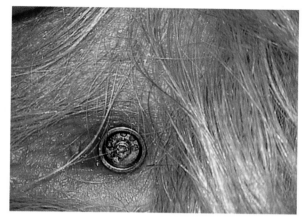

图 11.7　左耳。基台周围皮肤炎症、红肿、潮湿——Holgers 分级 2 级。局部应用抗菌药物与皮质醇激素软膏可以逆转上述情况

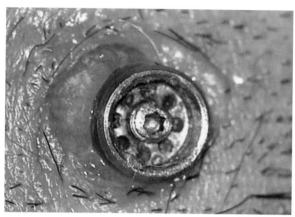

图 11.8　另一名患者的基台周围可见肉芽组织——Holgers 分级 3 级。可以切除肉芽组织,皮肤局部使用抗菌药物与皮质醇激素软膏治疗

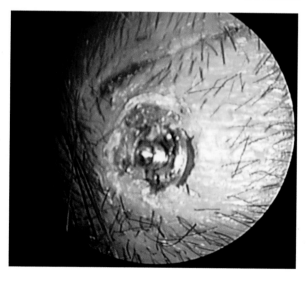

图 11.9　皮肤过度增生。皮肤肿胀并部分包裹基台——Holgers 分级 4 级

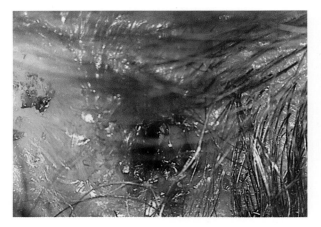

图 11.10 皮肤红肿，基台几乎完全被皮肤覆盖——Holgers 分级 4 级。需要切除部分皮肤，在局部治疗的基础上需要联合全身应用抗菌药物

在随访期间，可以观察到患者软组织的反应等级会随着时间的推移而变化。2 年后，皮肤反应的百分比降至 10% 以下[7]。

◀◀◀ 参考文献 ▶▶▶

[1] Tjoellstroem A, Hakansson B. The bone-anchored hearing aid. Otolaryngol Clin North Am, 1995, 28:53-72.

[2] Snik AF, Bosman AJ, Mylanus EA, et al. Candidacy for bone-anchored aid. Audiol Neurootol, 2004, 9(4):190-196.

[3] House JW, Kutz JW Jr, Chung J, et al. Bone-anchored hearing aid subjective benefit for unilateral deafness. Laryngoscope, 2010, 120 (3):601-607.

[4] Svagan M, Povalej Brzan P, Rebol J. Comparison of satisfaction between patients using percu taneous and transcutaneous bone conduction devices. Otol Neurotol, 2019, 40(5):651-657.

[5] Powell R, Wearden A, Pardesi SM, et al. Understanding the low uptake of bone-anchored hearing aids: a review. J Laryngol Otol, 2017, 131(3):190-201.

[6] Holgers KM, Tjellström A, Bjursten LM, et al. Soft tissue reactions

around percutaneous implants: a clinical study of soft tissue conditions around skin penetrating titanium implants for bone anchored hearing aids. Am J Otol,1988,9(1):56-59.

[7]Rebol J. Soft tissue reactions in patients with bone anchored hearing aids. Ir J Med Sci,2015,184(2):487-491.

术后情况见图 12.1 至图 12.9。

◀◀◀ 12.1 鼓室成形术 ▶▶▶

鼓室成形术（tympanoplasty）是一种清除中耳病变伴或不伴鼓膜修补的手术，有时也会联合乳突切开术。耳科医生所述的鼓室成形术通常指鼓膜穿孔修补术。用于修补鼓膜的移植物通常为耳屏或耳甲腔的软骨膜或颞肌筋膜。整片或修剪成栅栏状的软骨也是非常有用的重建材料。软骨可以有效地预防鼓膜内陷，也可用于听骨链重建时覆盖钛合金假体的表面（图 12.10 至图 12.14）。

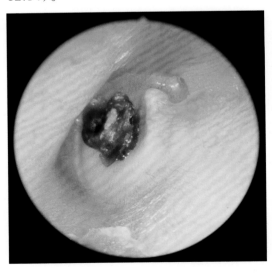

图 12.1　左耳。鼓膜通风管（tympanic tube，TT）已被排出体外。通风管嵌在鼓膜表面的痂皮中，被精细镊钳除

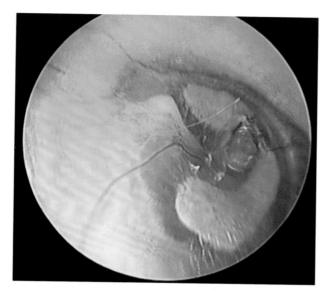

图 12.2 右耳。鼓膜通风管植入移除后的鼓膜图。可以观察到鼓膜通风管植入术后的后遗症——鼓膜前下象限有小内陷袋和鼓膜硬化

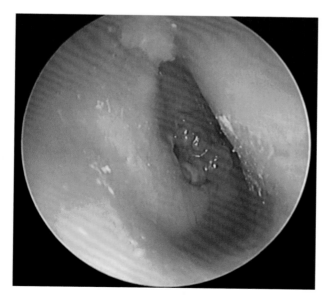

图 12.3 右耳。患者有阿司匹林不耐受三联征（支气管哮喘、非甾体类药物过敏和鼻息肉），已行鼓膜切开置管术。在鼓膜通风管排出后，可见息肉样组织从切开口长出，脓性分泌物持续性地自穿孔处流出

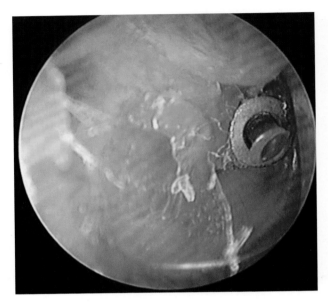

图 12.4　右耳。另一名阿司匹林不耐受三联征患者。在植入鼓膜通风管后，分泌物在鼓膜通风管内凝固结痂，阻塞了中耳通气

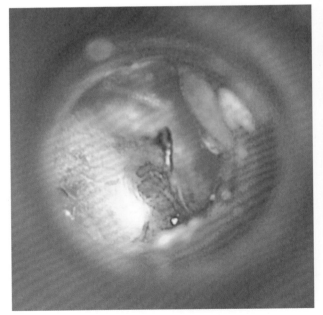

图 12.5　右耳。7 岁女孩，耳部流脓，鼓膜被脓液覆盖，其后下可见肉芽组织。该患儿曾在国外做过鼓膜置管术，且其父母被告知鼓膜通风管已排出。清理外耳道后，鼓膜表面可见一根金属丝

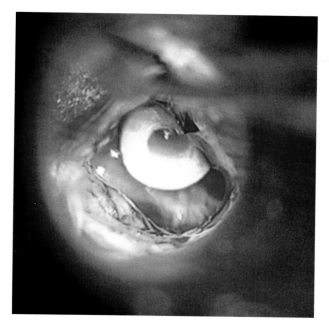

图 12.6 右耳。与图 12.5 同一名患者。全麻下掀起外耳道鼓膜瓣后发现鼓膜通风管位于中耳内。图 12.5 所见金属丝与鼓膜通风管相连并穿出鼓膜。取出的鼓膜通风管必须妥善记录，以避免异物意外滞留在中耳内

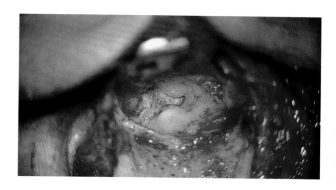

图 12.7 右耳外生骨疣手术。该手术采用耳后入路。分离骨疣表面皮肤并将其向内移位，用可吸收棉覆盖皮肤表面。外耳道骨瘤在外耳道前壁或后壁尤其明显

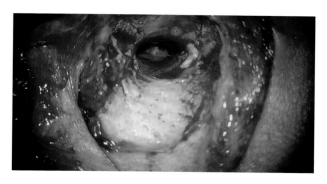

图 12.8 与图 12.7 同一名患者。骨瘤已被金刚钻磨除，将皮肤复位并覆盖外耳道的内侧部分。皮肤表面覆盖两片硅胶片

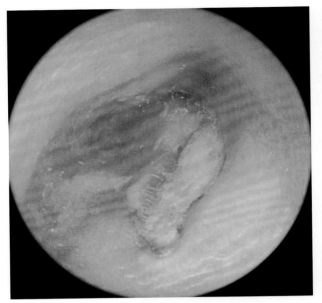

图 12.9 左耳。外耳道骨瘤术后两周，外耳道后壁出现皮肤缺损。骨瘤处表面皮肤菲薄且并未愈合。两个月后，皮肤缺损自愈

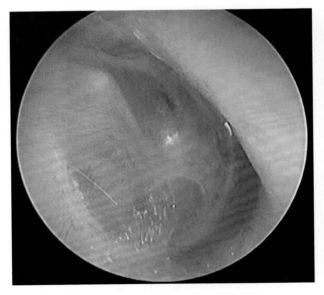

图 12.10 右耳。患者鼓膜前下象限有一小穿孔。局麻下，移除穿孔边缘，将取自耳垂的小块脂肪组织塞入穿孔内。鼓膜穿孔愈合，鼓膜前下象限黄色组织仍然可辨认

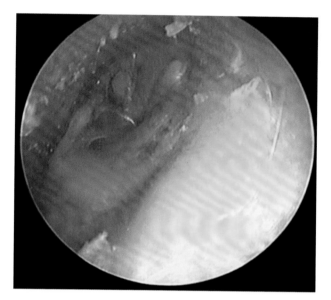

图 12.11 左耳。另一名脂肪鼓室成形的患者。穿孔位于鼓膜前上象限及前下象限交界靠近鼓环处

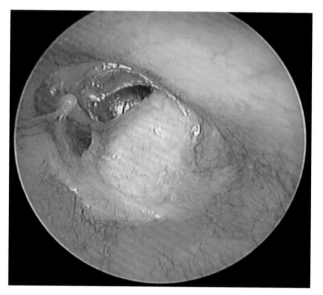

图 12.12 右耳。鼓膜下部鼓室成形术后。一小片被覆软骨膜的软骨片嵌入穿孔处

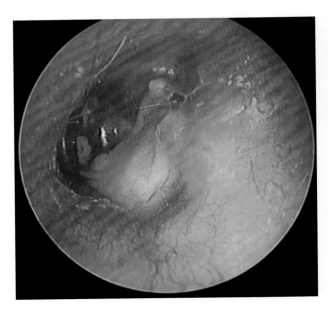

图 12.13 左耳。鼓室成形术后情况图。该患者鼓膜后部有一穿孔。穿孔采用软骨和软骨膜修补，已经愈合。鼓膜呈白色，是由防止鼓膜内陷的软骨片植入所致的

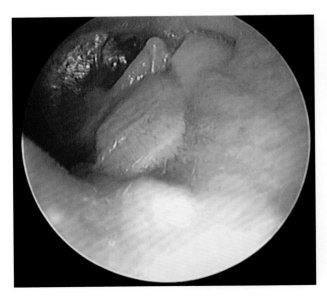

图 12.14 左耳。完壁式乳突切除和鼓室盾板成形术（上鼓室外侧壁重建术）后。在鼓膜后部可见以软骨片覆盖于部分人工听骨之上。盾板成形术同样使用软骨完成。鼓膜前部因咽鼓管功能障碍而内陷

听骨链重建术是指重建中耳内被腐蚀或破坏的听骨链。植入的材料用于恢复听骨链的原始力学,并将声波传导至内耳。

听骨链重建术经常与鼓室成形术同时进行,因为鼓膜穿孔常与听骨链病变相伴。

鼓室成形术最早由德国耳科医生 Horst Ludwig Wullstein 分类。近年来,有多种鼓室成形术的分类方法被应用。我们应用由 Mirko Tos 教授改良的 Wullstein 分类法进行分类,具体如下。

Ⅰ型鼓室成形术指伴有完整听骨链的鼓膜重建。Ⅱ型鼓室成形术指在砧骨长脚缺失的情况下以部分人工听骨置换假体（partial ossicular replacement prosthesis,PORP）完成的重建。Ⅲ型鼓室成形术指镫骨板上结构缺失,以全人工听骨置换假体完成的重建。Ⅳ型鼓室成形术指修复的鼓膜直接覆盖在镫骨底板上完成的重建。Ⅴa型,外半规管开窗;Ⅴb型,切除镫骨底板。

为重建听骨链,可以使用自体听骨(尤其是砧骨)以及由钛或者羟磷灰石制成的假体,它们具有生物相容性。钛具有易于植入、组织相容性高、排出率低的优点,是一种令人满意的听骨链重建材料。

为了更有效地传导声波震动,最好以平行于轴而不产生夹角的方式植入假体。上份有较大面积板状物的人工听骨由于声音收集区域相对较大,而有一定的声学优势(图12.15至图12.26)。

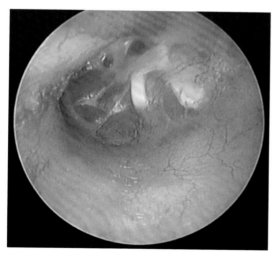

图12.15　左耳。听骨链重建及盾板重建术后,一个羟磷灰石(hydroxyapatite,HA)全听骨置换假体(total ossicular replacement prosthesis,TORP)位于锤骨柄下方,上鼓室外侧壁损处亦由羟磷灰石板覆盖修复

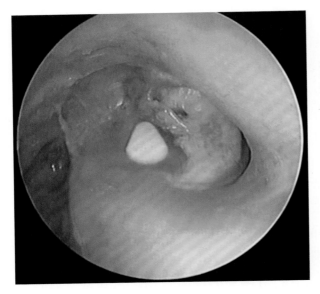

图 12.16 右耳。Goldenberg全听骨置换假体置于鼓膜后下象限内侧,其余部分鼓膜可见硬化

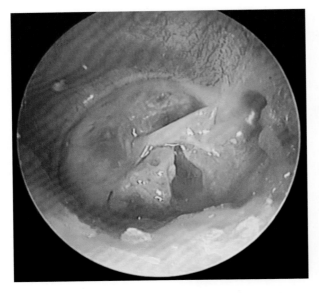

图 12.17 左耳。以自体砧骨作为修复物行听骨链重建术后的情况。砧骨短突置于锤骨柄下方

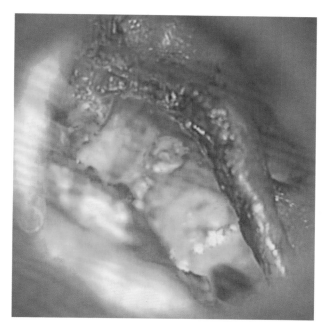

图 12.18 右耳。术中掀开外耳道鼓膜瓣,评估听骨链情况。可见砧骨长脚缺失,镫骨板上结构完好。部分听骨置换假体置于镫骨头上修复缺损

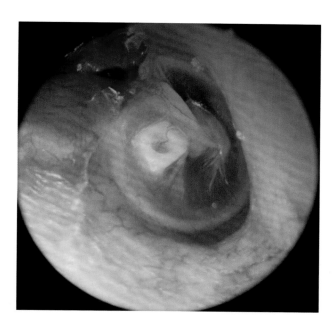

图 12.19 右耳。听骨链重建术后,可见羟磷灰石部分听骨置换假体置于镫骨头之上、锤骨柄之下

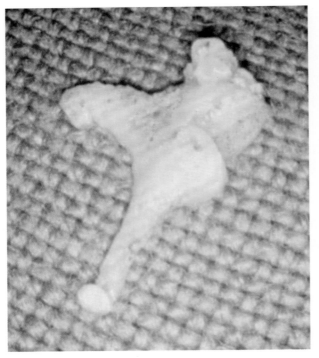

图 12.20 固定于上鼓室的砧骨已被移除。砧骨体上部可见骨组织，其将听骨链固定于上鼓室顶部。病变砧骨由部分听骨置换假体替代

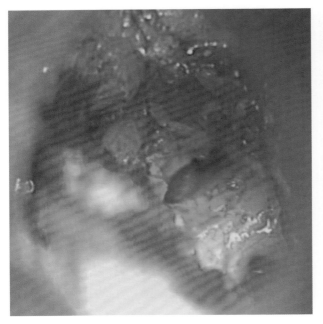

图 12.21 右耳。将鼓膜后部翻向前方。中耳内可见镫骨长脚及镫骨板上结构缺失。镫骨底板完整

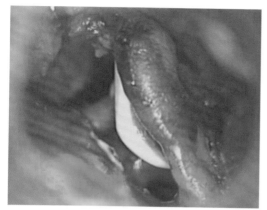

图 12.22 与图 12.21 同一名患者。Goldenberg 全听骨置换假体置于镫骨底板上。外耳道鼓膜瓣下可见部分假体

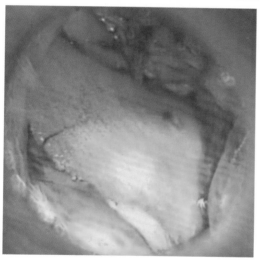

图 12.23 与图 12.21 和图 12.22 同一名患者。下一步将软骨片置于全听骨上,外耳道鼓膜瓣暂时翻向锤骨柄

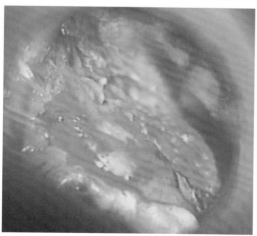

图 12.24 前三幅图患者的手术最后一步,将软骨膜覆盖在软骨上方,复位鼓膜

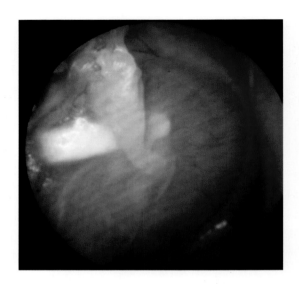

图 12.25　右耳。以羟磷灰石全听骨置换假体行听骨链重建术后。胆脂瘤破坏了砧骨长脚与镫骨板上结构。假体置于镫骨底板之上、锤骨柄之下。鼓膜位置正常。由于声音传导良好,所以该患者听力基本正常

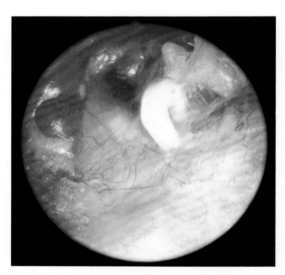

图 12.26　左耳。以开放性乳突切除术清除胆脂瘤后的情况。砧骨及镫骨板上结构的缺损由 Wehrs 羟磷灰石全听骨置换假体修复。开放性乳突切除术后,中耳容积减小(扁平鼓膜),愈合结果较完壁式乳突切除术差。随着时间的推移,鼓膜内陷,人工听骨会部分排除。由于该患者气骨差中等,因此假体在位

◀◀◀ 12.2 胆脂瘤手术 ▶▶

上鼓室切开术需要去除上鼓室外侧壁（盾板），暴露锤骨头及砧骨体的外侧区域。乳突切除术需要切除乳突气房，暴露并清除胆脂瘤组织。完壁式（canal wall up，CWU）乳突切除术中，外耳道后壁及耳部正常解剖保留。该手术经常联合后鼓室切开术、鼓室成形术、盾板成形术（上鼓室外侧壁重建术）。完壁式乳突切除术的优点在于恢复快，易于长期护理，便于助听器佩戴，且防水需求更小；缺点在于手术过程较开放式技术更复杂，往往需要分期手术，疾病更易复发，残留病变更难发现。如下患者适合完壁式乳突切除术：乳突气化正常者，咽鼓管功能正常者，胆脂瘤局限于乳突内部未破坏外耳道壁者，以及能接受二次手术者。

对行完壁式乳突切除术的患者需要定期随访。胆脂瘤可以通过 MRI 检查进行随访，通过弥散加强成像（diffusion weighted imaging，DWI）序列可以发现弥散受限的病变。

开放式（canal wall down，CWD）乳突切除术中，外耳道后壁被去除，中耳结构被重建。如下患者适合开放式手术：乳突气化较差者，咽鼓管功能不良者，老年患者，依从性差的患者。开放式乳突切除术通常被用于治疗广泛性胆脂瘤、迷路瘘及复发性胆脂瘤。

在根治性乳突切除术中，不进行中耳及鼓膜的重建，咽鼓管也是封闭的。在开放式乳突切除术与根治性乳突切除术中，因需要扩大外耳道入口，所以外耳道成形也是一个重要的手术步骤。部分耳甲腔软骨切除，以获得术腔的良好暴露和通气。如果成形后的外耳道足够宽阔，那么术腔清理就会更容易（图 12.27 至图 12.41）。

图 12.27　右耳。胆脂瘤患者耳后入路手术。移开外耳道皮肤与外耳道鼓膜瓣，可见上鼓室内的白色团块即为胆脂瘤

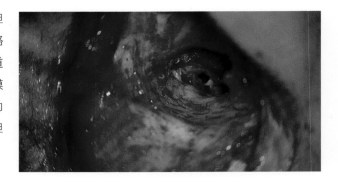

图 12.28　右耳。对图 12.27 的患者继续行完璧式乳突切除术，吸引器的尖端指向乳突鼓窦内的胆脂瘤囊袋

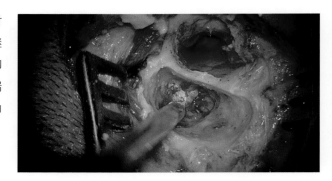

图 12.29　右耳。Bondy 手术是一种改良根治性乳突切除术，在不影响听骨链的情况下进行开放式乳突切除术。该手术可切除由上鼓室扩展至乳突的胆脂瘤，并能使术前良好的听力得以保留。该患者的鼓膜虽然硬化，但位置正常，中耳容积正常，

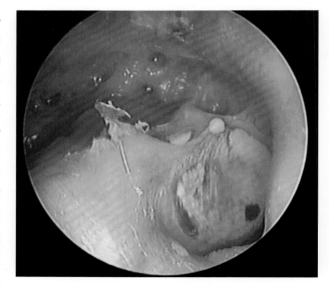

听力几乎正常。术后，患者需要定期清理乳突腔，并避免耳内进水

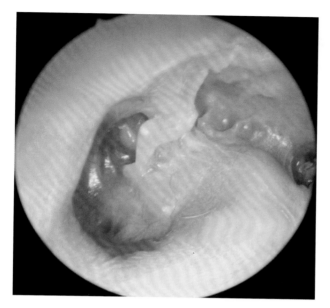

图 12.30 左耳。患者耳内有一个广泛的胆脂瘤,并行开放式乳突切除术。术中打开乳突腔,去除外耳道后壁,使之相通。术腔干洁。鼓膜内陷,尤其是前部内陷明显。这样的患者术腔内易积聚耵聍和结痂,建议定期(每年)进行清理

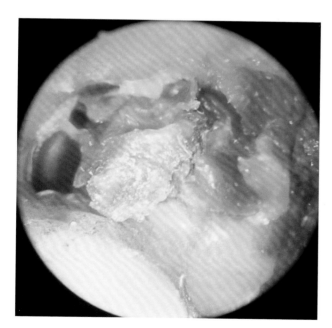

图 12.31 左耳。开放式乳突切除术后的情况。耵聍和痂皮已积聚在乳突腔,需要清理

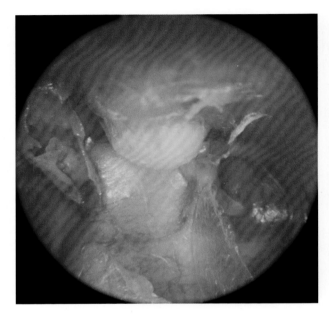

图 12.32　右耳。开放式乳突切除术后的情况。乳突腔干洁。鼓膜内陷，无穿孔。上鼓室前壁上可见一胆脂瘤珠，门诊易于清除。但因其有再发可能，故需要继续随访观察

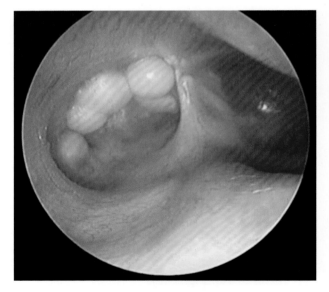

图 12.33　右耳。开放式乳突切除术后的情况。术腔干洁。上鼓室顶部可见 5 颗小的胆脂瘤珠

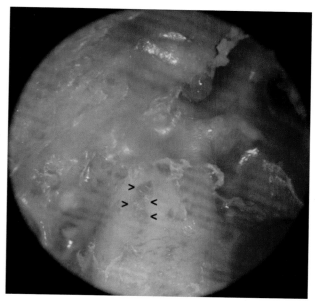

图 12.34 右耳。根治性乳突切除术后的情况。患者50年前接受该手术治疗。清理和吸引术腔总是会使患者产生严重的眩晕和恶心。产生这些问题的原因是外半规管瘘(箭头所示)

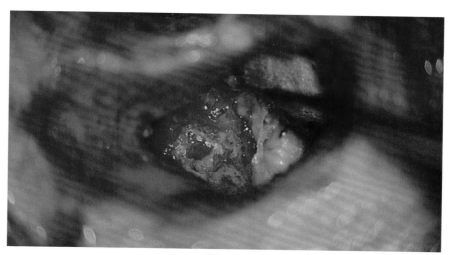

图 12.35 左耳。胆脂瘤术中照片。手术前,患者诉眩晕。高分辨率CT提示外半规管瘘。行完壁式乳突切除术,掀起并清除胆脂瘤基质后,立即用颞肌筋膜覆盖瘘管。术后患者的骨传导保持不变

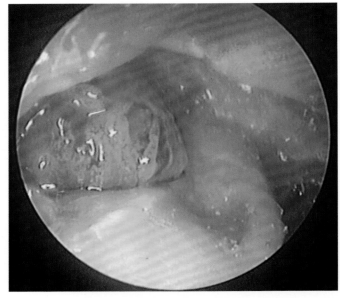

图 12.36　左耳。对患者行开放式乳突切除术。术腔潮湿,为薄层脓液所覆盖。外耳道内侧可见源自中耳黏膜的肉芽组织。需切除肉芽组织,并局部使用抗菌药物或杀菌剂治疗

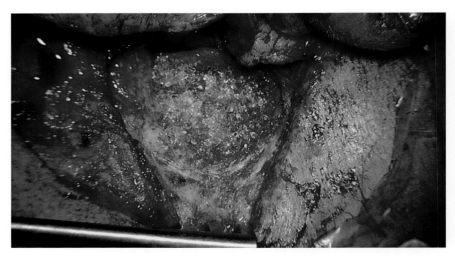

图 12.37　左耳。患者多年前因胆脂瘤行改良根治性乳突切除术。术腔持续性溢液,局部治疗后无法痊愈。照片拍摄于术中。用生物活性玻璃消除空腔,用软骨重建外耳道后壁。图中可见乳突腔为生物活性玻璃填充,并被骨膜瓣覆盖

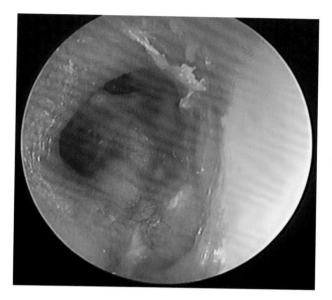

图 12.38　左耳。用生物活性玻璃填塞乳突腔和外耳道后壁重建后的情况。外耳道干燥，直径正常，鼓膜完好。患者无慢性耳漏的问题

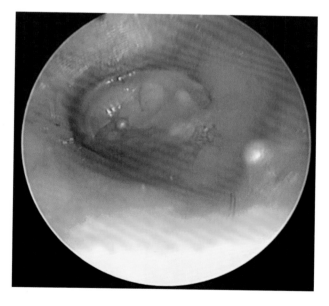

图 12.39　左耳。患者因胆脂瘤行完壁式乳突切除、鼓室成形和上鼓室外侧壁重建术。鼓膜轻微内陷，不透明，锤骨柄上可见一小颗胆脂瘤珠。上鼓室缺损采用软骨移植物重建。外耳道上壁（重建后的上鼓室外侧壁处）外侧也可见一小颗胆脂瘤珠

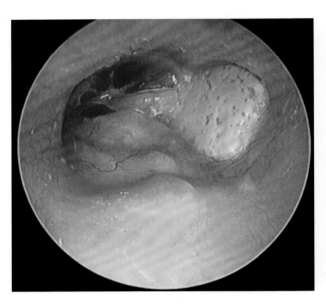

图 12.40 左耳。完壁式乳突切除术、鼓室成形术和上鼓室外侧壁重建术后的情况。由于软骨片放置在鼓膜后部深面，以覆盖钛质部分听骨置换假体，所以该处鼓膜呈白色，而其余部分鼓膜则是透明的。上鼓室缺损用羟磷灰石板重建

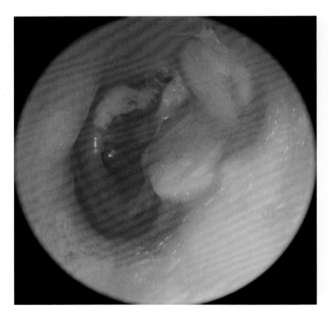

图 12.41 左耳。另一名接受完壁式乳突切除术、鼓室成形术和上鼓室外侧壁重建术的患者。用皮质骨修复上鼓室缺损，用软骨和软骨膜完成鼓室成形。鼓膜前上象限可见钙化斑，下象限可见一个小的内陷囊袋

◄◄　12.3　耳硬化症的外科治疗　►►

耳硬化症一词是由 Politzer 于 1894 年提出的,指骨硬化最后阶段的一种疾病。耳硬化症是来自耳囊的一种局部骨疾病,其特征是骨吸收阶段与形成阶段交替。组织病理学上,耳硬化过程的特征是骨重塑异常,导致耳囊骨被高细胞网状骨取代,而后可能再通过进一步重塑,最终形成马赛克样的硬化外观。这种疾病只在人类身上发现,且局限在颞骨。

耳硬化症的易感部位在镫骨底板前的窗前裂。其病因可能是遗传、副黏病毒感染等,激素也可能在病情恶化中发挥重要作用。

耳硬化症的耳镜检查正常。Schwartze 征是耳硬化症活跃期的一个诊断指标——通过鼓膜可以观察到鼓岬上的血管增加。诊断可以通过听力测试、声导抗测试和镫骨肌反射确立,听力测试听可提示传导性或混合性听力损失。

对于 250~1000Hz 或者更高频率存在至少 15dB 传导性听力损失的患者,可以考虑手术治疗。耳硬化症的一个典型特征是卡哈(Carhart)切迹,表现为 2000Hz 骨导阈值的下降。512Hz 音叉的 Rinne 试验也应该是阴性的。

如果两侧均有耳硬化症,那么听力较差的耳应先行手术治疗。一侧手术成功后,间隔 1 年左右再对另一侧耳行手术治疗。

镫骨切开术要移除镫骨板上结构,在镫骨底板上开一小孔,并插入固定在砧骨长脚上的假体,手术效果很好(图 12.42 至图 12.45)[4,5]。

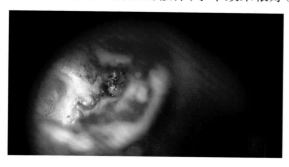

图 12.42　左耳。采用氩激光镫骨手术。移除镫骨上结构后,聚焦于镫骨底板。用激光在底板的表面打造环形孔。然后行镫骨切开术,并植入镫骨假体

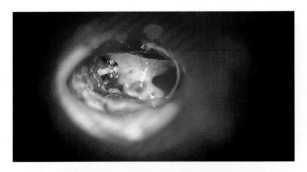

图 12.43 右耳。镫骨切开术的最后阶段。将假体插入底板造口内，并固定在砧骨长突上。向上挑起鼓索神经，以便暴露砧骨长脚

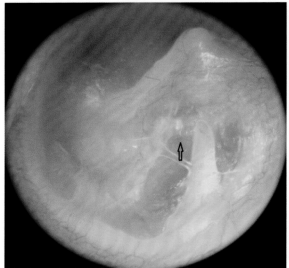

图 12.44 左耳。镫骨切开术后情况。鼓膜是透明的。透过鼓膜可以看到固定在砧骨长脚上的假体（箭头所示）

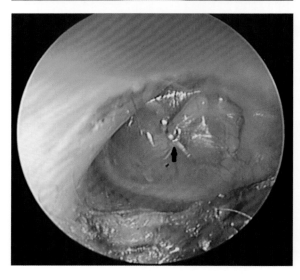

图 12.45 左耳。耳硬化症可伴有砧骨的上鼓室固定。在这种情况下，必须取出砧骨，将假体插入镫骨造口中，并固定在锤骨柄上（箭头所示）。这种操作也可以在砧骨长突坏死、镫骨切开修正手术或先天性听骨链畸形的手术中进行

◀◀ 12.4　外耳道闭锁 ▶▶

外耳道发育的缺陷总是与耳畸形相关。先天性耳道闭锁在约1万～2万名新生儿中就有1例,并且也可能伴随很多其他综合征。单侧闭锁比双侧闭锁更常见。外耳道闭锁也可能伴有听骨链畸形。中耳情况(听骨链的发育)和乳突气化通常与耳廓的发育水平有关[6]。术前需要进行CT扫描,以确定中耳的发育程度、乳突的气化程度以及与颞颌关节窝的关系。

外耳道闭锁手术通常在患儿8～10岁时进行,因为那时耳廓已达到正常大小。由于面神经可能存在走行异常,所以术中需要进行面神经监测。术后外耳道再狭窄的概率很高。有时,因中耳状况不佳而无法实施手术。许多患者术后还需要佩戴助听器。对于这些患者,骨锚式助听器(第11章)是受欢迎的一个解决方案(图12.46至图12.49)。

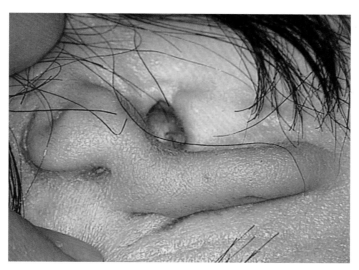

图 12.46　右耳。先天性外耳道闭锁重建后的情况。耳廓畸形为小耳畸形。患者有传导性听力损失。外耳道已经开放,其内可见痂皮附着。耳廓的重建手术可以单独进行

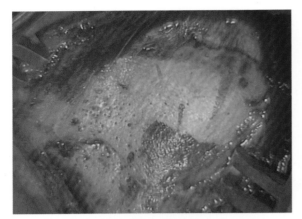

图 12.47　左耳。先天性外耳道闭锁患者手术开始阶段。外耳道口的位置为骨性闭锁板，没有任何管腔

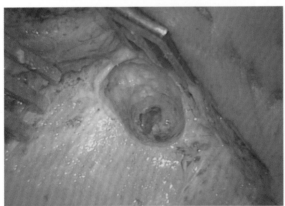

图 12.48　与图 12.47 同一耳。新的外耳道已被磨出，中耳位于内侧。小区域暴露颅中窝的硬脑膜，用以新外耳道成形时的定位

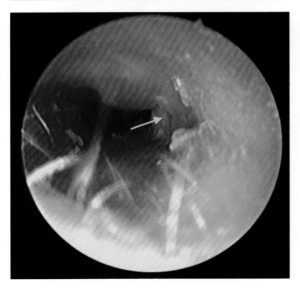

图 12.49　右耳。在外耳道的前壁上可见一个小缺损（白色箭头所示）。它导致唾液在进食时进入外耳道。外耳道内腮腺来源的唾液瘘是非常罕见的。它们发生在腺体或导管损伤以及头颈部手术后。该患者在腮腺损伤后出现耳涎漏，并自行闭合

◀◀ 参考文献 ▶▶

[1] Tos M. Tympanoplasty—general. In：Tos M. Manual of Middle Ear Surgery. Stuttgart：Thieme，1993，1：238-244.

[2] Dost P，Jahnke K. Biomaterials in reconstructive middle ear surgery. In：Jahnke K. Middle Ear Surgery. New York：Thieme，2004：53-70.

[3] Tos M. Classic intact canal wall mastoidectomy. In：Tos M. Manual of Middle Ear Surgery. New York：Thieme，1995，2：106-155.

[4] Tos M. Otosclerosis. In：Surgical Solutions for Conductive Hearing Loss. New York：Thieme，2000：83-94.

[5] Rebol J. Otosclerosis. In：Kountakis SE. Encyclopedia of Otolaryngology，Head and Neck Surgery. Berlin：Springer，2013. https://doi.org/10.1007/978-3-642-23499-6_702.

[6] Tos M. Congenital atresia. In：Tos M. Manual of Middle Ear Surgery. New York：Thieme，1997，3：247-266.

第13章　颞骨影像

颞骨病理的成像主要是通过计算机断层扫描（computed tomography，CT）和磁共振成像（magnetic resonance imaging，MRI）来完成的。

与MRI相比，CT扫描的空间分辨率更好，并可以很好地描绘钙化物、皮质骨、空气和脂肪组织。MRI可以实现多平面成像，并可以为软组织异常提供更好的细节。在不同情况下，CT和MRI各有优势。MRI成像时间较长，需要患者良好配合才能获得高质量的影像；儿童和幽闭恐惧症患者有时需要在全身麻醉下进行MRI检查[1,2]。

对植入金属异物或金属设备的患者，禁止行MRI检查。在耳科学上，这类设备包括人工耳蜗和活动的中耳植入物。患者应告知操作MRI系统的放射科医生和技术人员是否具有与MRI检查有关的任何植入物，以确定是否可以在没有风险的情况下暴露于磁场中。接受镫骨切开术和听骨链重建术的患者的中耳内也有钛假体。手术后，患者会收到关于MRI暴露禁忌的说明。现代的人工耳蜗在用绷带环包头部的情况下可以暴露于高达3.0T的磁场，但某些老式的植入物只允许暴露于1.5T的磁场，有些植入物根本不允许任何磁场暴露。在不允许磁性暴露的情况下，可以在检查期间暂时移除植入体中的磁性部件。由于设备生产公司不同，所以很重要的一点是要在检查前阅读制造商的说明。中耳植入钛假体的患者通常可以暴露于磁场中（图13.1至图13.33）。

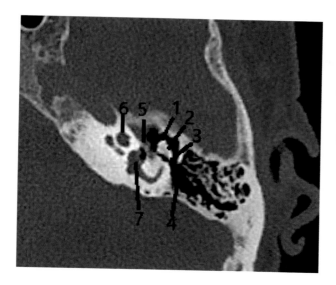

图 13.1 上鼓室层面的轴位 CT 扫描。1：锤骨头；2：砧骨体；3：砧骨短突；4：鼓窦；5：面神经；6：耳蜗；7：前庭

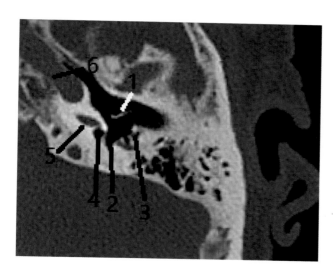

图 13.2 中鼓室层面的轴位 CT 扫描。1：锤骨柄；2：鼓室窦；3：面神经；4：圆窗龛；5：耳蜗底转；6：颈动脉

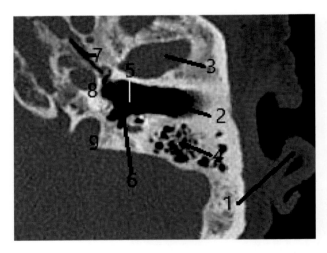

图 13.3 外耳道层面的轴位 CT 扫描。1：耳廓；2：外耳道；3：颞下颌关节窝；4：乳突气房；5：鼓膜；6：鼓室；7：咽鼓管；8：颈动脉；9：颈静脉孔

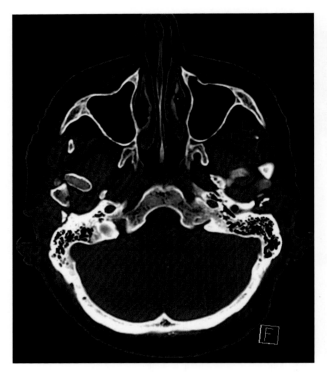

图 13.4 轴位 CT 扫描：右侧下颌骨髁突骨折并扭转。骨性外耳道前壁也有骨折，骨折片移位至外耳道内

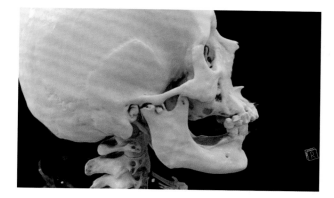

图 13.5　与图 13.4 同一名患者。三维 CT 重建：下颌头骨折，外耳道碎骨片阻塞耳道

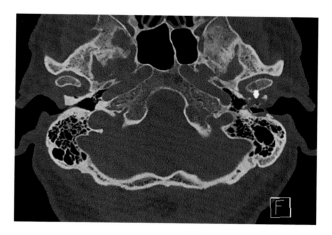

图 13.6　轴位 CT 扫描。坏死性外耳道炎患者，左侧外耳道前壁几乎被完全吸收（白色箭头所示）

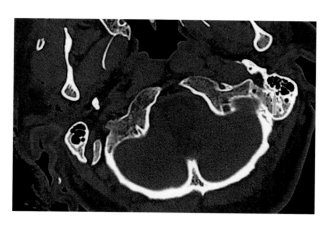

图 13.7　轴位 CT 扫描显示左侧乳突纵向骨折（橙色箭头所示）

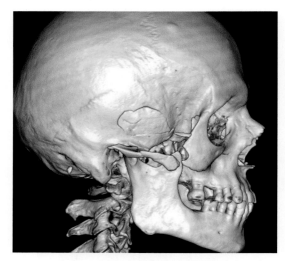

图 13.8　颞骨CT三维重建图,颞骨鳞部可见椭圆形骨折

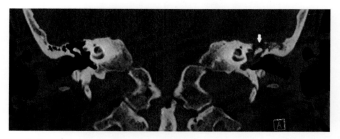

图 13.9　冠状位CT:由于中耳存在积液,所以患者出现传导性听力损失。在植入鼓膜通风管后,患者术耳有持续性耳漏。当被问及有无外伤史时,患者记起约50年前曾经摔倒并伴有短暂的昏迷。CT扫描显示颞骨骨折后中颅窝硬脑膜下存在骨质缺损(白色箭头)。中耳分泌物为不断通过瘘口排出的脑脊液(CSF)。但在过去的50年里,患者从未得过脑膜炎

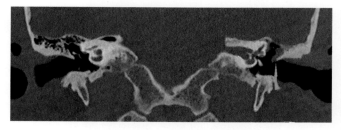

图 13.10　冠状位CT:左耳上鼓室胆脂瘤造成盾板部分缺损(上鼓室外侧壁)(橙色箭头)。胆脂瘤向乳突腔蔓延,上鼓室的听小骨被吸收

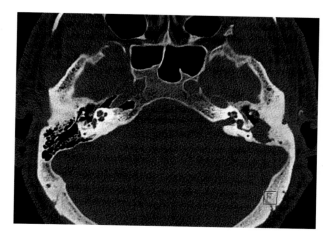

图 13.11 轴位 CT，与图 13.10 为同一名患者。左侧乳突腔内可见胆脂瘤。外侧半规管瘘可见。患者术前存在眩晕问题

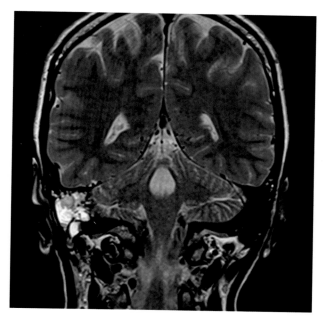

图 13.12 T_2 加权冠状位 MRI，该序列使液体信号变得明亮，而其他所有结构都变暗。T_2 加权 MRI 易于评估充满液体空间结构的大小和轮廓。右侧可见胆脂瘤被明亮的液体包绕。而对侧因为乳突腔内充满了空气则呈黑色

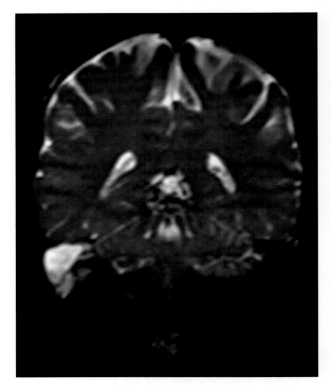

图13.13　与图13.12
为同一名患者。冠
状位 DWI 显示病变
弥散受限。高信号
强度可诊断胆脂瘤。
这种弥散成像可用
于胆脂瘤术后随访

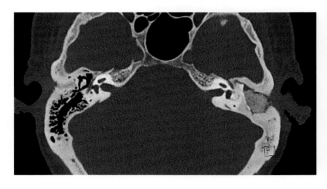

图13.14　轴位 CT。
患者左耳接受了胆
脂瘤手术。开放式
乳突切除术后，患者
经常抱怨手术耳的
慢性耳漏问题。左
侧术腔可见填充的
生物活性玻璃

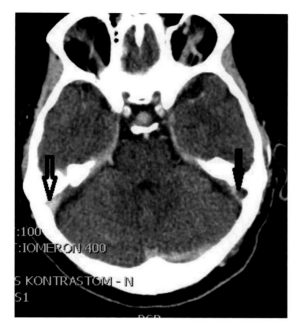

图 13.15 左侧乙状窦血栓形成。左侧乙状窦可见造影剂缺损（黑色箭头），右侧乙状窦可见造影剂正常强化（白色箭头）。患者左耳存在慢性中耳炎

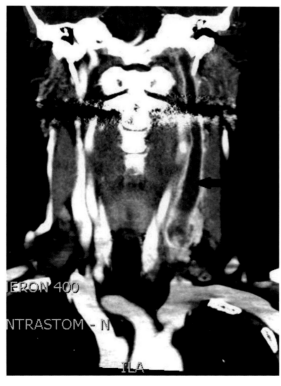

图 13.16 冠状位增强 CT。与图 13.15 为同一名患者。左乙状窦血栓已蔓延到颈部的颈内静脉（黑色箭头），造影剂无法通过

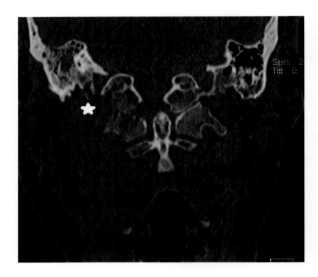

图 13.17 右侧 Bezold 脓肿（星号所示）。冠状位 CT 图像显示乳突尖下方脓肿（星号所示）

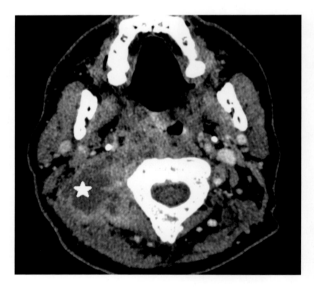

图 13.18 轴位 CT。右侧乳突炎的并发症，感染通过乳突尖扩散到颈部软组织形成脓肿，即称为 Bezold 脓肿（白色星号所示）

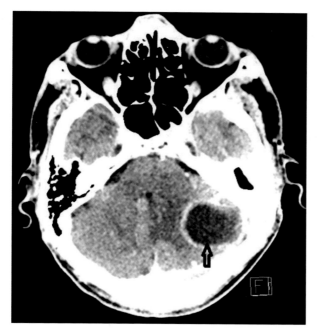

图 13.19　左侧急性乳突炎的另一并发症。老年患者中耳炎后出现头痛和共济失调。轴位 CT 可见左小脑半球存在脓肿（箭头所示）

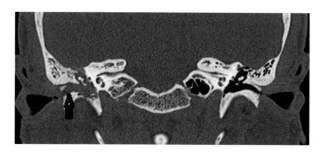

图 13.20　冠状位 CT。在右侧，肿瘤充满外耳道内侧和整个中耳腔，也侵蚀了鼓室天盖和下鼓室水平的乳突气房（箭头所示）

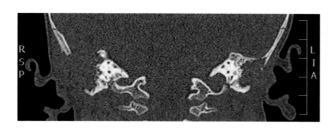

图 13.21　冠状位 CT。一名 2 岁儿童，双侧乳突部骨质破坏。临床表现为耳漏和外耳道皮肤肿胀。双耳活检证实为组织细胞增多症 X

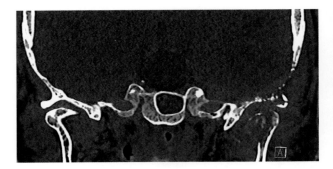

图 13.22　冠状位CT。左侧可以观察到颞下颌关节骨质破坏累及颞骨

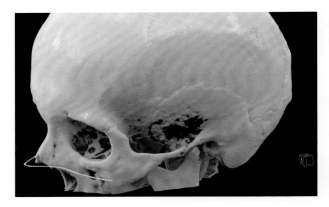

图 13.23　三维CT重建，与图 13.22 为同一名患者。该患者左侧可见颞骨大面积缺损，并延伸至颞下窝和颞下颌关节。患者因外耳道脑脊液漏而行该项检查。该溶骨性病变为子宫癌的转移

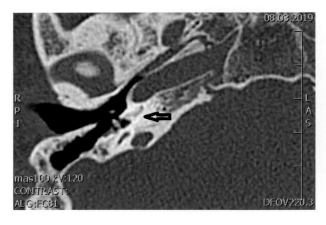

图 13.24　轴位CT：耳蜗底转的异常钙化现象（箭头所示），与骨化性迷路炎表现相符合。患者在少年时患有脑膜炎，为人工耳蜗植入的适应人群

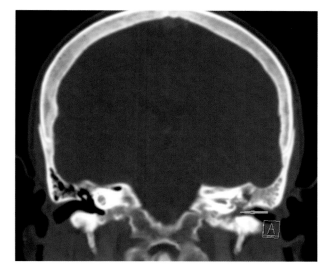

图 13.25　冠状 CT。右侧中耳可见肿瘤（橙色箭头所示）。临床检查可见完整的鼓膜内侧有搏动性红色肿块。CT 图像可见肿瘤只局限于中耳，并没有延伸至颈静脉孔，证明该肿瘤为鼓室体瘤

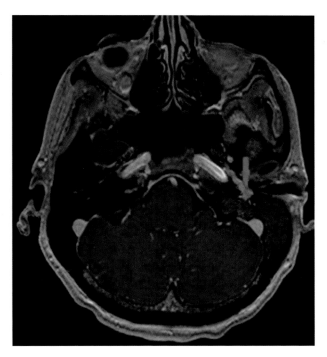

图 13.26　与图 13.25 为同一名患者。轴位 MRI：右侧中耳肿瘤延伸至咽鼓管（橙色箭头所示）

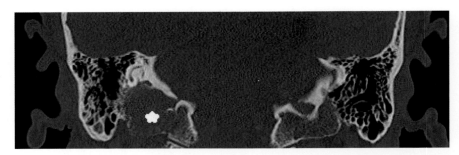

图 13.27 冠状位 CT。右侧可见巨大的源自于颈静脉孔区的膨胀性溶骨性病变（星号所示）。该影像学表现与颈静脉副神经节瘤一致

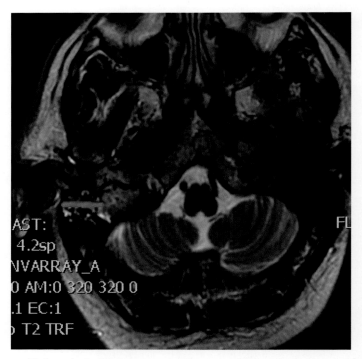

图 13.28 轴位 T_1 加权增强 MRI。与图 13.27 为同一名患者。右侧颈静脉孔区肿瘤（橙色箭头所示），内部有血管流空影，表现为典型的"胡椒盐"征。"胡椒盐"征为颈静脉副神经节瘤的特征

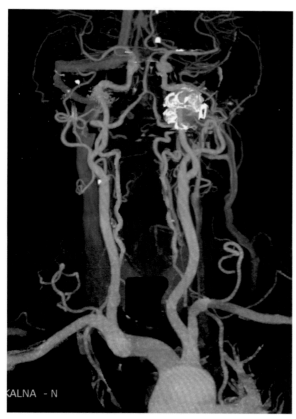

图 13.29 左侧颈静脉副神经节瘤患者的冠状位 MRI 血管成像。肿瘤血供丰富。手术前，放射科医生进行栓塞治疗

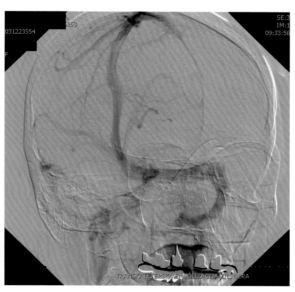

图 13.30 右侧颈静脉副神经节瘤栓塞前患者的颈动脉血管造影。患者右侧横窦与乙状窦不通。手术时通常会封闭乙状窦。然而，在这种情况下，封闭乙状窦会严重影响颅内静脉回流

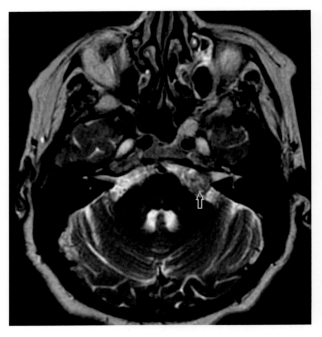

图 13.31 轴位 T_1 加权 MRI。左侧可见一肿瘤(前庭神经鞘膜瘤可能性大)从内耳道延伸到桥小脑角,对脑干几乎不造成压迫(箭头所示)

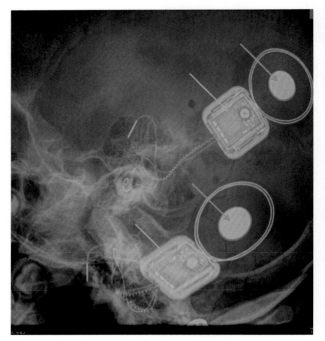

图 13.32 双侧人工耳蜗植入术后 X 线侧位片。植入体用橙色箭头标记,磁体用绿色箭头标记。根据植入物的形状,放射科医生可以确定其所属的系列。磁体的形状表明,在头部包绕绷带的情况下,患者可以暴露于 1.5T 的磁场内

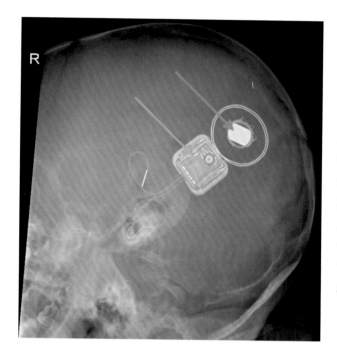

图13.33　单侧人工耳蜗植入术后X线侧位片。橙色箭头所指的是最新一代人工耳蜗的植入体。绿色的箭头所指是磁体。当暴露在磁场下时,磁体会发生旋转。使用这种植入体的患者在头部包绕绷带的情况下可以暴露于3.0T的磁场内

◂◂ 参考文献 ▸▸

[1]Juliano AF.　Cross sectional imaging of the ear and temporal bone. Head Neck Pathol,2018,12(3):302-320.

[2]Cornelius RS. Temporal bone imaging. In:Hughes H,Pensak M. Clinical Otology. 3rd ed. New York:Thieme,2007:95-108.